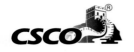

中国临床肿瘤学会（**CSCO**）
乳腺癌诊疗指南
2020

GUIDELINES OF CHINESE S~~~~ (~~~~CO)

BREAST CANCER

中国临床肿瘤学会指南工作委员会　组织编写

人民卫生出版社

图书在版编目（CIP）数据

中国临床肿瘤学会（CSCO）乳腺癌诊疗指南 . 2020 /
中国临床肿瘤学会指南工作委员会组织编写. —北京：
人民卫生出版社，2020

　ISBN 978-7-117-29908-4

　I. ①中…　Ⅱ. ①中…　Ⅲ. ①乳腺癌 － 诊疗 － 指南
Ⅳ. ① R737.9-62

　中国版本图书馆 CIP 数据核字（2020）第 047496 号

| 人卫智网 | www.ipmph.com | 医学教育、学术、考试、健康，购书智慧智能综合服务平台 |
| 人卫官网 | www.pmph.com | 人卫官方资讯发布平台 |

中国临床肿瘤学会（CSCO）乳腺癌诊疗指南 2020

组织编写：中国临床肿瘤学会指南工作委员会
出版发行：人民卫生出版社（中继线 010-59780011）
地　　址：北京市朝阳区潘家园南里 19 号
邮　　编：100021
E - mail：pmph @ pmph.com
购书热线：010-59787592　010-59787584　010-65264830
印　　刷：北京盛通印刷股份有限公司
打击盗版举报电话：**010-59787491**　E-mail：**WQ @ pmph.com**
质量问题联系电话：**010-59787234**　E-mail：**zhiliang @ pmph.com**

经　销：新华书店
开　本：787 × 1092　1/32　印张：5.5
字　数：136 千字
版　次：2020 年 4 月第 1 版　2020 年 8 月第 1 版第 3 次印刷
标准书号：ISBN 978-7-117-29908-4
定　价：36.00 元

中国临床肿瘤学会指南工作委员会

组　长　赫　捷　　　李　进
副组长　（以姓氏汉语拼音为序）

程　颖　　樊　嘉　　郭　军　　江泽飞
梁　军　　马　军　　秦叔逵　　王　洁
吴一龙　　徐瑞华　　于金明

中国临床肿瘤学会（CSCO）
乳腺癌诊疗指南

2020

组　长

江泽飞　　中国人民解放军总医院第五医学中心（内科）

副组长（* 为执笔人）

宋尔卫　　中山大学孙逸仙纪念医院（外科）

王晓稼*　中国科学院大学附属肿瘤医院（浙江省肿瘤医院）（内科）

王海波　　青岛大学附属医院（外科）

王　翔　　中国医学科学院肿瘤医院（外科）

吴　炅　　复旦大学附属肿瘤医院（外科）

殷咏梅*　江苏省人民医院（内科）

张清媛　　哈尔滨医科大学附属肿瘤医院（内科）

专家组成员（以姓氏汉语拼音为序）（* 为执笔人）

陈佳艺*　上海交通大学医学院附属瑞金医院（放疗科）

陈文艳　　南昌大学第一附属医院（内科）

陈晓媛　　清华大学医学院（临床试验中心）

陈占红　　中国科学院大学附属肿瘤医院（浙江省肿瘤医院）（内科）

傅佩芬　　浙江大学附属第一医院（外科）

耿翠芝　　河北医科大学第四医院（外科）

郭宝良　　哈尔滨医科大学附属第二医院（外科）

郝春芳　　天津市肿瘤医院（内科）

何英剑　　北京大学肿瘤医院（统计学）

金　锋　　中国医科大学附属第一医院（外科）

廖　宁　　广东省人民医院（外科）

李南林　　中国人民解放军空军军医大学西京医院（外科）

刘　健　　福建省肿瘤医院（内科）

刘　强*　中山大学孙逸仙纪念医院（外科）

刘运江　　河北医科大学第四医院（外科）

刘月平*　河北医科大学第四医院（病理科）

马　杰　　唐山市人民医院（外科）

聂建云　　云南省肿瘤医院（外科）

潘跃银　　安徽省立医院（内科）

宋传贵　　福建医科大学附属协和医院（外科）

孙　涛　　辽宁省肿瘤医院（内科）

王　坤 *　广东省人民医院（外科）

王　殊　　北京大学人民医院（外科）

王　涛 *　中国人民解放军总医院第五医学中心（内科）

王　昕　　中国医学科学院肿瘤医院（外科）

王碧芸　　复旦大学附属肿瘤医院（内科）

王树森 *　中山大学附属肿瘤医院（内科）

王永胜 *　山东省肿瘤医院（外科）

徐　玲　　北京大学第一医院（内科）

闫　敏 *　河南省肿瘤医院（内科）

严　颖 * 北京大学肿瘤医院（内科）
袁　芃　中国医学科学院肿瘤医院（内科）
杨俊兰　中国人民解放军总医院第一医学中心（内科）
张　帆　中国人民解放军总医院第一医学中心（内科）
张　钧　河北医科大学第四医院（放疗科）
张少华　中国人民解放军总医院第五医学中心（内科）
曾　瑄 * 北京协和医院（病理科）

学术秘书组

李健斌　军事科学院军事医学研究院
许凤锐　中国人民解放军总医院第五医学中心

　　基于循证医学证据、兼顾诊疗产品的可及性、吸收精准医学新进展，制定中国常见癌症的诊断和治疗指南，是中国临床肿瘤学会（CSCO）的基本任务之一。近年来，临床诊疗指南的制定出现新的趋向，即基于诊疗资源的可及性，这尤其适合发展中国家或地区差异性显著的国家和地区。中国是幅员辽阔，地区经济和学术发展不平衡的发展中国家，CSCO指南需要兼顾地区发展差异、药物和诊疗手段的可及性以及肿瘤治疗的社会价值三个方面。因此，CSCO指南的制定，要求每一个临床问题的诊疗意见，需根据循证医学证据和专家共识度形成证据级别，同时结合产品的可及性和效价比形成推荐等级。证据级别高、可及性好的方案，作为Ⅰ级推荐；证据级别较高、专家共识度稍低，或可及性较差的方案，作为Ⅱ级推荐；临床实用，但证据等级不高的，作为Ⅲ级推荐。CSCO指南主要基于国内外临床研究成果和CSCO专家意见，确定推荐等级，便于大家在临床实践中参考使用。CSCO指南工作委员会相信，基于证据、兼顾可及、结合意见的指南，更适合我国的临床实际。我们期待得到大家宝贵的反馈意见，并将在更新时认真考虑、积极采纳合理建议，保持CSCO指南的科学性、公正性和时效性。

中国临床肿瘤学会指南工作委员会

CSCO 诊疗指南证据类别

类别	水平	来源	CSCO 专家共识度
		证据特征	
1A	高	严谨的 Meta 分析、大型随机对照临床研究	一致共识（支持意见 ≥ 80%）
1B	高	严谨的 Meta 分析、大型随机对照临床研究	基本一致共识，但争议小（支持意见 60%~80%）
2A	稍低	一般质量的 Meta 分析、小型随机对照研究、设计良好的大型回顾性研究、病例 – 对照研究	一致共识（支持意见 ≥ 80%）
2B	稍低	一般质量的 Meta 分析、小型随机对照研究、设计良好的大型回顾性研究、病例 – 对照研究	基本一致共识，但争议小（支持意见 60%~80%）
3	低	非对照的单臂临床研究、病例报告、专家观点	无共识，且争议大（支持意见 <60%）

CSCO 诊疗指南推荐等级

推荐等级	标准
Ⅰ级推荐	**1A 类证据和部分 2A 类证据** 一般情况下，CSCO 指南将 1A 类证据和部分专家共识度高且在中国可及性好的 2A 类证据作为Ⅰ级推荐。具体来说，CSCO 指南Ⅰ级推荐具有如下特征：可及性好的普适性诊治措施（包括适应证明确），肿瘤治疗价值相对稳定，基本为国家医保所收录；Ⅰ级推荐的确定，不因商业医疗保险而改变，主要考虑的因素是患者的明确获益性
Ⅱ级推荐	**1B 类证据和部分 2A 类证据** 一般情况下，CSCO 指南将 1B 类证据和部分专家共识度稍低或在中国可及性不太好的 2A 类证据作为Ⅱ级推荐。具体来说，CSCO 指南Ⅱ级推荐具有如下特征：在国际或国内已有随机对照的多中心研究提供的高级别证据，但是可及性差或者效价比低，已超出平民经济承受能力的药物或治疗措施；对于获益明显但价格昂贵的措施，以肿瘤治疗价值为主要考虑因素，也可以作为Ⅱ级推荐
Ⅲ级推荐	**2B 类证据和 3 类证据** 对于正在探索的诊治手段，虽然缺乏强有力的循证医学证据，但是专家组具有一致共识的，可以作为Ⅲ级推荐供医疗人员参考
不推荐 / 反对	对于已有充分证据证明不能使患者获益的，甚至导致患者伤害的药物或者医疗技术，专家组具有一致共识的，应写明"专家不推荐"或者必要时"反对"。可以是任何类别等级的证据

2

CSCO 乳腺癌诊疗指南（2020）更新要点

一、乳腺癌的诊断及检查

    （三）分子分型

    注释[3, 4]：新增

二、乳腺癌的术前新辅助治疗

    （一）治疗前检查

    注释[1, 3, 5]：新增

    （二）术前新辅助治疗

    标题：增加"适应证"

    注释[2]："肿物 >3cm"调整为"乳房原发肿物大小 2.0～5.0cm 之间"

    （三）HER-2 阳性乳腺癌术前治疗

    Ⅰ级推荐：新增"TCbHP"和"THP"

    Ⅱ级推荐：新增"曲妥珠单抗联合紫杉类"，新增"AC-THP"方案，新增"科学、合理设计的临床研究"，删除"AC-TH"

    注释[1]：新增"随着双靶向时代的到来，专家组普遍认可在新辅助治疗阶段，凡是符合单靶向治疗的患者都可以考虑双靶向治疗。"

    注释[2, 3]：新增

注释[5]：删除"AC-TH 和 TAH 方案也是可选方案"

注释[6]：新增

HER-2 阳性乳腺癌术前治疗常用方案：新增"TCbHP"和"THP-手术-FEC"，删除"AC-TH"和"TAH"

新辅助治疗后 HER-2 阳性患者的辅助治疗　新增

（四）HER-2 阴性乳腺癌术前化疗

Ⅱ级推荐：删除"部分初始使用 AT 方案效果欠佳的患者，可选择 NP 方案序贯治疗"，该内容调整至注释[1]中

注释[2-4]：新增

HER-2 阴性术前化疗常用方案：新增"TP"

（五）激素受体阳性乳腺癌术前内分泌治疗

1：新增"对于部分需要接受新辅助内分泌治疗的局晚期患者，也可考虑内分泌联合 CDK4/6 抑制剂，或参加临床研究。"

三、乳腺癌的术后辅助治疗

（一）辅助治疗前评估及检查

注释[3]：新增"MINDACT 研究显示，70 基因结果也可筛选部分无需化疗的低危患者。"；"多基因检测"调整为"基因表达测定"

（二）未行新辅助治疗的 HER-2 阳性乳腺癌的辅助治疗

腋窝淋巴结阳性患者：Ⅰ级推荐调整为"AC-THP"和"TCbHP"；Ⅱ级推荐调整为"AC-TH"和"TCbH"；Ⅲ级推荐新增"H 后序贯来那替尼"，删除"化疗后再用 H"

腋窝淋巴结阴性但伴高危因素者：Ⅰ级推荐调整为"AC-TH"和"TCbH"；Ⅱ级推荐调整为"AC-THP"和"TCbHP"，Ⅲ级推荐新增"H 后序贯来那替尼"，删除"化疗后再用 H"

激素受体阳性：Ⅱ级推荐中 H+ 内分泌治疗方案证据等级由"2B"调整为"2A"

注释[1]：新增"但专家并不认可适合单靶辅助治疗的患者都需要考虑双靶向治疗，对于腋窝淋巴结阴性的患者，需综合其他危险因素（如肿瘤大小、ER 状态等），选择最佳的治疗方案。"；删除"但 TCbH+P 的安全性数据不足，因此不做推荐"

注释[3]：新增"对于已完成了曲妥珠单抗且存在复发风险的患者，可考虑序贯来那替尼。但对于初始抗 HER-2 辅助治疗的患者，应首先考虑曲妥珠单抗联合帕妥珠单抗的双靶向治疗。"

HER-2 阳性辅助治疗常用方案：新增"TCbHP"

（三）HER-2 阴性乳腺癌的辅助治疗

Ⅰ级推荐：新增"ddAC-ddT"方案

注释[4]：新增

注释[10]："21 基因检测"调整为"基因表达测定"

（四）激素受体阳性乳腺癌的辅助内分泌治疗

"ER 阳性率为 1%~9% 的患者"调整为"对 ER 弱阳性患者（阳性率 1%~9%），其生物学行为与

ER 阴性相似"

（五）乳腺癌术后辅助放疗

保乳术后：细化了前哨淋巴结阳性（1~2 枚和 ≥ 3 枚）且未接受腋窝清扫患者的放疗推荐

乳房切除术后：前哨淋巴结阳性但未行腋窝清扫患者，先建议腋窝清扫

四、晚期乳腺癌的解救治疗

（一）晚期乳腺癌的检查及评估

注释[1]：新增"包括患者术前新辅助、术后辅助治疗和复发转移阶段。询问既往放疗靶区、治疗射线、剂量和疗效"

注释[2]：新增"帕妥珠单抗"

注释[3]：删除"并推荐对复发转移患者进行转移灶活检明确病变性质，重新评估转移灶的激素受体和 HER-2 状态。"

（二）HER-2 阳性晚期乳腺癌的治疗

分层因素："抗 HER-2 一线治疗"调整为"1 未用过曲妥珠单抗；2 曾用曲妥珠单抗但符合再使用"，其中 I 级推荐新增"THP"，TXH 方案中的"多西他赛"调整为"紫杉类"；III 级推荐新增"吡咯替尼 + 卡培他滨（2B）"和"曲妥珠单抗 + 帕妥珠单抗 + 其他化疗（2B）"，删除"TCbH"

分层因素："抗 HER-2 二线治疗"调整为"曲妥珠单抗治疗失败"，其中 I 级推荐新增"吡咯替尼 + 卡培他滨（1A）"；II 级推荐新增"LX（2B）"；III 级推荐新增"吡咯替尼单药"

注释[4]：（2）新增

注释[5]：新增"有研究显示，抗 HER-2 靶向治疗联合内分泌 +CDK4/6 抑制剂具有一定的疗效，因此部分患者也可以选择靶向联合'内分泌 +'的治疗策略。"

注释[6]：新增"（±帕妥珠单抗）"

（三）HER-2 阴性晚期乳腺癌的解救化疗

蒽环类治疗失败：Ⅰ级推荐：白蛋白紫杉醇证据等级为"1A"，多西他赛和紫杉醇为"2A"；Ⅲ级推荐：新增"紫杉醇脂质体（2B）"

蒽环和紫杉类治疗失败：Ⅰ级推荐：单药方案证据等级为"1A"；Ⅱ级推荐：新增"艾立布林（2B）"，新增"白蛋白紫杉醇 + 其他化疗"，新增"优替德隆 + 卡培他滨（2B）"，"另一类紫杉"调整为"白蛋白紫杉醇"；Ⅲ级推荐：新增"紫杉醇脂质体（2B）"

注释[2]：（2）新增"紫杉醇脂质体"；（3）新增"艾立布林、优替德隆、另一类紫杉（如白蛋白紫杉醇等）"

注释[7]：新增

复发或转移性乳腺癌常用的单药化疗方案：新增"口服长春瑞滨软胶囊"，新增"艾立布林"，新增"紫杉醇脂质体"

（四）激素受体阳性晚期乳腺癌的内分泌治疗

未经内分泌治疗：Ⅰ级推荐调整为"AI+CDK4/6 抑制剂"，Ⅱ级推荐调整为"氟维司群"与"AI"

TAM 治疗失败：Ⅰ级推荐调整为"AI+CDK4/6 抑制剂"和"氟维司群 +CDK4/6 抑制剂"，新增"AI+HDAC 抑制剂（1A）"；Ⅱ级推荐调整为"氟维司群"与"AI"

非甾体类 AI 治疗失败：新增

甾体类 AI 治疗失败：新增

注释[1]：新增（3）、（4）

五、乳腺癌骨转移

（一）骨转移诊断

新增"且 MRI 也不应作为骨转移疗效依据"

（二）骨转移治疗

新增"地舒单抗"

（三）骨改良药物推荐：新增

注释[4]："对必须手术的患者，建议骨活检以明确骨转移"调整为"对影像学发现和临床不符时，建议针对可疑部位行骨活检以明确是否存在骨转移诊断"

注释[6]：新增"需要结合患者症状、肿瘤标记物和影像学改变综合分析，既要避免仅靠症状变化的主观判断，也要避免只看影像变化而忽视患者疼痛症状和生活质量变化"

六、乳腺癌脑转移

（三）脑转移治疗

新增"治疗目的是治疗转移病灶、改善患者症状、提高生活质量，最大限度延长患者生存时间。

乳腺癌脑转移治疗手段包括手术、放疗、药物治疗和对症支持治疗。"

有限脑转移病灶数目，Ⅰ级推荐：新增"对不需要手术或者活检证实转移灶的患者，可直接选择 SRT"，删除"因为缺乏生存获益数据，且有神经认知障碍风险，手术或 SRT 治疗后，不常规推荐全脑放疗"

弥散脑转移病灶，Ⅰ级推荐：全脑放疗新增"（含海马回保护）"，删除"或 SRT 治疗"；Ⅱ级推荐：新增"HER-2 阳性患者，局部症状可控，可以首先考虑抗 HER-2 药物治疗（2B）"

注释[2]：新增

注释[3]：新增"也可考虑 SRT 联合海马回保护的全脑放疗，并联合美金刚；如果转移灶体积超过 SRT 适应证且不适合再次手术，考虑全脑放疗"

注释[4]：新增

七、乳腺癌的治疗管理

（一）化疗管理：止吐

静脉化疗药物致吐性分级：对高、中致吐风险药物进行了调整

化疗急性及延迟性呕吐预防：新增

方案的药物用法及用量：新增

（二）化疗管理：骨髓抑制的预防和治疗

高风险 FN 概率 >20%：新增"TCbH"和"TC+H"

中风险 FN 概率 10%~20%：新增"AC"方案，新增"AC-THP"方案

注释[3]：新增"体重 ≤ 45kg，PEG-rhG-CSF 剂量每个周期推荐使用 3mg"

八、循环肿瘤标记物和二代测序

二代测序（NGS）技术：调整了表述方式

一、乳腺癌的诊断及检查

（一）早期乳腺癌确诊检查

部位	基本原则	
原发肿瘤评估	1. 体格检查 2. 双侧乳腺 X 线摄片 3. 超声 4. 乳腺磁共振 [1] 5. 空芯针穿刺 [2]	
区域淋巴结评估	1. 体格检查 2. 超声 3. 可疑病灶空芯针穿刺 / 细针穿刺 [3]	
远处病灶的评估	1. 体格检查 2. 胸部 CT [4] 3. 腹部 ± 盆腔影像学检查 [5] 4. 骨放射性核素扫描 [6] 5. PET-CT [7]	

【注释】

1. 乳腺磁共振（MRI）检查可用于分期评估，以确定同侧乳腺肿瘤范围、多灶及多中心性肿瘤，或在初诊时筛查对侧乳腺肿瘤；有助于评估手术治疗前后的肿瘤范围及疗效评估；有助于在制订手术计划前评价肿瘤对周围软组织的浸润情况，并且帮助判定能否行保乳手术；有助于发现一些其他检查未发现的隐匿性肿瘤。需要注意，乳腺 MRI 有一定的假阳性，不能仅凭 MRI 结果决定手术，建议先对可疑病灶行活检。

2. 治疗前原发灶和区域淋巴结的病理学检查至关重要，推荐在影像引导下行空芯针穿刺，可大幅度提高活检准确性。部分难以穿刺的散在钙化灶等情况，或影像学不可见的肿物，可选择肿物切除活检。一些簇状分布的可疑钙化灶，可采取 X 线引导下金属丝或放射性粒子定位性病灶切除活检，切除后需 X 线确认是否完整切除钙化灶。

3. 建议对高度怀疑恶性的区域淋巴结进行病理学检查，推荐行空芯针活检，淋巴结较小、难以操作时可选择细针穿刺。另外，对于原发灶已经明确诊断为乳腺癌的病例，淋巴结的细针穿刺也被大部分专家所认可。

4. 建议对确诊乳腺癌的患者行胸部 CT 检查，特别是肿瘤分期较晚，具有高复发危险因素的患者。

5. 建议对确诊患者先行腹部超声检查，怀疑脏器转移时再行腹部 CT 或 MRI 检查。

6. 骨放射性核素扫描（ECT）是最常用于初筛骨转移的方法，其优点是灵敏度高，缺点是特异性较低、无法显示骨破坏程度。临床分期ⅢA 期以上患者建议进行 ECT 筛查。临床分期Ⅰ～ⅡB

期患者如出现骨痛，发生病理骨折，碱性磷酸酶升高或高钙血症等可疑骨转移时应进行ECT检查[1]。

7 在常规分期检查结果难以判断或者存在疑问，特别是在局部晚期或转移性患者中，PET-CT联合常规的分期检查方法，可以有效地协助诊断，但并不推荐常规用于临床Ⅰ、Ⅱ期乳腺癌的分期诊断。

（二）病理学诊断

诊断手段	基本原则
基本病理 [1, 2]	1. 明确病灶大小 [3] 2. 病理组织学类型 [4] 3. 组织学分级 4. 有无脉管侵犯 5. 有无合并原位癌 6. 病灶切缘情况 7. 淋巴结情况
分子病理 （详见"分子分型"相关内容）	1. 对所有乳腺浸润性癌病灶进行 ER、PR、HER-2、Ki-67 的检测 2. 多基因表达谱检测 [5]

【注释】

1 组织学病理检测标本包括粗针穿刺活检标本、真空辅助微创活检标本、乳腺肿物切除标本、保乳切除标本、全乳切除标本（包括单纯切除术和改良根治术）、前哨淋巴结活检标本及腋窝淋巴结标本。标本的固定、取材和大体描述规范详见《肿瘤病理诊断规范（乳腺癌）》[2]。

2 浸润性乳腺癌的病理报告应包括与患者治疗和预后相关的所有内容，如肿瘤大小、组织学类型、组织学分级、有无脉管侵犯、有无合并原位癌、切缘和淋巴结情况等。若为治疗后乳腺癌标本，则应对治疗反应进行评估。导管原位癌的病理诊断应报告核级别、有无坏死及手术切缘情况。对保乳标本的评价宜包括显微镜检查中肿瘤距切缘最近处的距离，若切缘阳性，应注明切缘处肿瘤的类型。

3 浸润性癌和原位癌混合存在时，需明确浸润灶的范围、浸润灶最大径。

4 组织学类型宜参照《WHO乳腺肿瘤分类》，某些组织学类型的准确区分需行免疫组化检测后确认。组织学分级参照"乳腺癌组织学分级（Nottingham分级系统）"。

5 多基因表达谱分型可为临床病理分型提供信息，已有大量循证医学数据证实了其在乳腺癌预后评估和疗效预测中的作用。目前国际上常用的多基因表达谱检测包括：21基因表达复发风险评估（Oncotype DX）、MammaPrint、PAM-50 ROR、EndoPredict以及Breast Cancer Index等，用于早期患者标准治疗后5年内的预后评估。根据国际临床数据，目前21基因表达复发风险评估（Oncotype DX）可用于对激素受体阳性、HER-2阴性、淋巴结阴性、传统病理因素评估预后良好（T1-2N0M0）的患者，在标准辅助内分泌治疗上是否进行辅助化疗的决策参考。但目前基于华裔人群基因检测数据较少，国内缺乏相应的行业标准与共识，因此我们并不提倡所有患者都进行多基因表达谱检测，应根据不同危险度合理选择。

（三）分子分型

随着驱动基因重要性的不断增强，首先明确判断 HER-2 状态成为分子分型的重要原则。

	指标			
	HER-2 [1,2]	ER [3]	PR [3,4]	Ki-67 [5,6]
HER-2 阳性（HR 阴性）	+	−	−	任何
HER-2 阳性（HR 阳性）	+	+	任何	任何
三阴型 [8]	−	−	−	任何
Luminal A 型	−	+	+ 且高表达	低表达 [7]
Luminal B 型 （HER-2 阴性）	−	+	低表达或 −	高表达 [7]

【注释】

1. HER-2 检测参考我国《乳腺癌 HER-2 检测指南（2019 版）》[3] 和《人表皮生长因子受体 2 阳性乳腺癌临床诊疗专家共识 2016》[4]。应当对所有乳腺浸润性癌进行 HER-2 状态检测。HER-2 的检测须在资质良好的病理实验室进行免疫组织化学（IHC）检测或原位杂交（ISH）检测。当临床医生对患者既往 HER-2 检测结果存在疑虑时（如检测时间早于全国推行标准化检测，或检测机构无资质认可，或检测机构的检测经验缺乏等），建议重新检测并以最新结果为参考。

[2]HER-2 阳性定义：免疫组化结果为 3+ 或 ISH 阳性。具体判读方法如下：

HER-2 免疫组化（immunohistochemistry，IHC）结果判读	
IHC3+	HER-2 阳性
IHC2+	HER-2 结果不确定，应进一步通过 ISH 方法进行 HER-2 基因状态检测
IHC1+/IHC0	HER-2 阴性

HER-2 原位杂交（in situ hybridization，ISH）双探针检测结果判读	
HER-2/CEP17 比值 ≥ 2.0，且平均 HER-2 拷贝数 / 细胞 ≥ 4.0	HER-2 阳性
HER-2/CEP17 比值 <2.0 且平均 HER-2 拷贝数 / 细胞 <4.0	HER-2 阴性
HER-2/CEP17 比值 <2.0，平均 HER-2 拷贝数 / 细胞 ≥ 6.0[3]	建议对此种情况增加计数细胞，如果结果维持不变，则判为 FISH 阳性
HER-2/CEP17 比值 <2.0 且平均 HER-2 拷贝数 / 细胞 <6.0，但 ≥ 4.0	此种情况建议重新计数至少 20 个细胞核中的信号，如果结果改变，则对两次结果进行综合判断分析。 如仍为上述情况，需要在 FISH 报告中备注，此类患者 HER-2 状态的判断需结合 IHC 结果，若 IHC 结果为 3+，HER-2 状态判为阳性。若 IHC 结果为 0、1+ 或 2+，HER-2 状态应判为阴性
HER-2/CEP17 比值 ≥ 2.0，但平均 HER-2 拷贝数 / 细胞 <4.0[4]	建议对此种情况增加计数细胞，如果结果维持不变，则判为 FISH 阴性。建议在报告中备注

3 对于 HER-2/CEP17 比值 <2.0，平均 HER-2 拷贝数 / 细胞 ≥ 6.0 的病例，研究显示，若采用第 17 号染色体上的其他探针替代 CEP17，此组病例中相当一部分的检测结果转变为 HER-2/ 第 17 号染色体替代探针的比值 >2.0，平均 HER-2 拷贝数 / 细胞 ≥ 6.0。此组特殊人群宜有更多循证医学依据的积累。

4 对于 HER-2/CEP17 比值 ≥ 2.0，但平均 HER-2 拷贝数 / 细胞 <4.0 的病例，在现有的临床试验数据中，缺乏充分依据显示此部分患者能从抗 HER-2 靶向治疗中获益，对此组特殊人群尚需积累更多循证医学依据。

5 雌、孕激素受体检测参考我国《乳腺癌雌、孕激素受体免疫组织化学检测指南（2015 版）》。应对所有的乳腺浸润性癌和非浸润性癌进行激素受体状态检测。ER 检测中有循证医学证据的是 ERα 抗体，建议使用国际认证批准的检测试剂。建议将 ER、PR 免疫组织化学检测的阳性阈值定为 ≥ 1%，阳性应报告染色强度和阳性肿瘤细胞的百分比[5]。

6 专家普遍认同 PR 是重要的乳腺癌预后指标，建议将 PR 20% 阳性作为 Luminal A 型和 Luminal B 型的临界值。

7 应对所有乳腺浸润性癌病例进行 Ki-67 的检测，并对癌细胞核中阳性染色细胞所占的百分比进行报告，阳性的强弱并不是目前的评估参数。在评估区域选择方面，对于阳性细胞分布较均匀的肿瘤细胞，只需随机选取 3 个或以上浸润性癌高倍镜视野计数，得出平均 Ki-67 指数；对于阳性细胞分布不均匀的肿瘤细胞，建议对阳性细胞热点区域的 3 个或以上浸润性癌高倍镜视野进行评估。

8　2011 年"乳腺癌 Ki-67 国际工作组推荐评估指南"建议应在评估整张切片后，选取有代表区域的 1000 个浸润性癌细胞进行计数，不能少于 500 个癌细胞。基于日常工作中每张切片计数 500 个以上癌细胞的可行性，建议对 Ki-67 指数为 10%~30% 的临界状态时，尽量评估 500 个以上癌细胞，提高准确性。

9　Ki-67 临界值定义应根据各实验室具体情况，大部分中国专家认同 <15% 为低表达；>30% 为高表达。当 Ki-67 为 15%~30% 时，建议再次行病理会诊或依据其他指标进行临床决策。

10　对初次检测为三阴性乳腺癌，应采取标准诊断方法对 ER、PR、HER-2 进行复核。

二、乳腺癌的术前新辅助治疗

（一）治疗前检查

	基本原则
肿瘤相关评估 [1]	1. 病理诊断和肿瘤临床分期 [2,3] 2. 肿瘤病理类型、组织学分级、分子特征（HER-2、ER、PR、Ki-67） 3. 肿瘤瘤床定位 [4]
自身状况评估 [5]	1. 既往史（尤其需关注与治疗相关的重要病史信息） 2. 体格检查 3. 一般血液学检查 4. 评估主要脏器功能（包括肝、肾、心脏） 5. 心理评估及疏导 6. 育龄期女性必要时进行生育咨询

【注释】

1. 新辅助治疗是指在手术前进行的化疗、内分泌治疗和分子靶向治疗等全身药物治疗。治疗前充分评估患者的局部肿瘤和全身情况，对制订科学、合理的治疗方案至关重要。

2. 肿瘤临床分期参考美国癌症联合委员会（American Joint Committee on Cancer，AJCC）编写的《第 8 版 AJCC 癌症分期手册》。对初诊患者，应合理选用检查手段进行 TNM 分期，包括肿块数目、位置、大小、区域淋巴结状况及远处病灶等，原发肿瘤的诊断详见"一、乳腺癌的诊断及检测"相关内容。

3. 由于术前新辅助治疗会影响腋窝淋巴结状态，因此在新辅助治疗前需明确腋窝淋巴结状态。腋窝淋巴结临床阴性患者，新辅助治疗前后均可进行前哨淋巴结活检，以确定腋窝状况。腋窝淋巴结临床阳性患者，建议行穿刺活检明确诊断；新辅助治疗后腋窝淋巴结转阴的患者，前哨淋巴结活检具有一定的假阴性率，其临床应用目前尚存争议。

4. 在术前新辅助治疗开始以前，建议对原发灶进行瘤床定位，可在肿瘤内放置标志物，或对肿瘤表面皮肤进行标记，为后续确定手术范围和可能的保乳机会提供依据；术前穿刺阳性的腋淋巴结，亦应放置标志物进行标记。

5. 合理选用检查手段于治疗前后进行肿瘤评价，原则上每周期查体和 B 超评价肿瘤大小，建议每两个周期通过乳腺 MRI 评价肿瘤大小，根据通行的评价标准（参考实体瘤疗效评价标准 RECIST 1.1 版本）进行疗效评估，原则上应连续使用同一检查方法进行评价。

（二）术前新辅助治疗适应证

满足以下条件之一者可选择术前新辅助药物治疗 [1]：

（1）肿块较大（>5cm） [2]；

（2）腋窝淋巴结转移；

（3）HER-2 阳性 [3]；

（4）三阴性 [3]；

（5）有保乳意愿，但肿瘤大小与乳房体积比例大难以保乳者。

【注释】

[1] 术前药物治疗包括化疗、靶向治疗和内分泌治疗，详见本部分相关章节。

[2] 若乳房原发肿物大小 2.0～5.0cm 之间，应综合其他生物学指标选择是否先行药物治疗。

[3] 大部分 CSCO BC 专家组成员认同，仅以 HER-2 阳性或三阴性作为乳腺癌术前新辅助药物治疗选择的标准时，肿瘤应大于 2cm；或可以加入严格设计的临床研究。

（三）HER-2 阳性乳腺癌术前治疗 [1]

Ⅰ级推荐	Ⅱ级推荐
1. TCbHP[2]（1A） 2. THP[3]（1A）	1. 抗 HER-2 单抗联合紫杉类为基础的其他方案 [4, 5]（2B） 如：TCbH[4]（2A）、AC-THP（2B） 2. 科学、合理设计的临床研究

注：T. 紫杉类，包括多西他赛、白蛋白紫杉醇 [6]、紫杉醇

A. 蒽环类，包括表柔比星、吡柔比星、多柔比星

C. 环磷酰胺

Cb. 卡铂

H. 曲妥珠单抗

P. 帕妥珠单抗

【注释】

[1] 临床研究证明，HER-2 阳性患者新辅助治疗，曲妥珠单抗联合化疗与单用化疗相比能够显著提高 pCR 率，奠定了曲妥珠单抗在 HER-2 阳性乳腺癌新辅助治疗中的标准地位。随着双靶向时代的到来，专家组普遍认可在新辅助治疗阶段，凡是符合单靶向治疗的患者都可以考虑双靶向治疗。

2　KRISTINE 研究[6]证明 TCbHP 方案在新辅助治疗中的有效性和安全性，TRAIN-2 研究[7]显示在 TCbH 基础上增加帕妥珠单抗并不增加患者的心脏毒性。因此，术前治疗可以首选 TCbHP 方案。

3　NeoSphere 研究[8]证实了 TH 基础上增加帕妥珠单抗可以进一步提高 HER-2 阳性患者 pCR 率。PEONY 研究[9]验证了亚洲人群中 THP 方案的有效性和安全性。因此 THP 可以作为 HER-2 阳性患者的新辅助治疗方案。但临床研究设计时，THP 新辅助治疗 4 个周期后手术，术后暂停双靶向治疗，完成 3 个周期 FEC 后再继续双靶向治疗，专家对此方案的临床可行性存有争议。

4　NOAH 研究[10]最早证明曲妥珠单抗用于新辅助治疗的效果，因此，曲妥珠单抗联合紫杉类化疗为基础的方案，成为 HER-2 阳性乳腺癌新辅助治疗的基本方案。TCbH 方案在术前新辅助治疗和术后辅助治疗研究中均显示有效性和安全性，可推荐用于新辅助治疗[11]。

5　基于 AC-TH 方案在单靶时代研究，部分专家同意 AC-THP 可作为新辅助治疗的可选方案，但目前并无有利的临床研究证据。

6　GBG69 研究[12]结果提示，新辅助治疗中白蛋白紫杉醇比溶剂型紫杉醇有更高的 pCR，同时能够改善患者 DFS，因此新辅助治疗中也可以选用。

HER-2 阳性乳腺癌术前治疗常用方案

方案	剂量	用药时间	
TCbHP			
多西他赛	$75mg/m^2$	d1	
卡铂	AUC 6	d1	
曲妥珠单抗	首剂 8mg/kg，之后 6mg/kg	d1	$1/21d \times 6$
帕妥珠单抗	首剂 840mg，之后 420mg	d1	
THP			
多西他赛	$80\sim100mg/m^2$	d1	
曲妥珠单抗	首剂 8mg/kg，之后 6mg/kg	d1	1/21d
帕妥珠单抗	首剂 840mg，之后 420mg	d1	
TCbH			
多西他赛	$75mg/m^2$	d1	
卡铂	AUC 6	d1	$1/21d \times 6$
曲妥珠单抗	首剂 8mg/kg，之后 6mg/kg	d1	

HER-2 阳性乳腺癌术前治疗常用方案（续表）

方案	剂量	用药时间	
THP- 手术 -FEC			
多西他赛	80~100mg/m^2	d1	
曲妥珠单抗	首剂 8mg/kg，之后 6mg/kg	d1	1/21d × 4
帕妥珠单抗	首剂 840mg，之后 420mg	d1	
手术			
氟尿嘧啶	500mg/m^2	d1	
表柔比星	75~100mg/m^2	d1	1/21d × 3
环磷酰胺	500mg/m^2	d1	
AC-THP			
多柔比星	60mg/m^2	d1	1/21d × 4
环磷酰胺	600mg/m^2	d1	
序贯			
紫杉醇	80mg/m^2	d1	1/7d × 12
曲妥珠单抗	首剂 8mg/kg，之后 6mg/kg	d1	1/21d × 4
帕妥珠单抗	首剂 840mg，之后 420mg	d1	

新辅助治疗后 HER-2 阳性患者的辅助治疗 [1]

随着越来越多 HER-2 阳性乳腺癌接受术前新辅助治疗，术后辅助治疗的策略也随之改变，为此 2020 版指南就 HER-2 阳性患者新辅助治疗后的辅助治疗推荐如下：

1. 术前抗 HER-2 治疗仅使用曲妥珠单抗

分层	I 级推荐	II 级推荐
病理学完全缓解 [2]（pCR）	曲妥珠单抗 [3]（1A）	HP（曲妥珠单抗 + 帕妥珠单抗）（2A）
未达病理学完全缓解（non pCR）[4]	1. HP（曲妥珠单抗 + 帕妥珠单抗）（2A） 2. T-DM1（1B）	曲妥珠单抗（2B）

H：曲妥珠单抗
P：帕妥珠单抗

2. 术前抗 HER-2 治疗使用曲妥珠单抗联合帕妥珠单抗

分层	I 级推荐	II 级推荐
病理学完全缓解（pCR）	HP[3]（曲妥珠单抗 + 帕妥珠单抗）（1A）	曲妥珠单抗（2B）
未达病理学完全缓解（non pCR）	T-DM1（1B）	HP（曲妥珠单抗 + 帕妥珠单抗）（2A）

H：曲妥珠单抗

P：帕妥珠单抗

【注释】

1. HER-2 阳性新辅助治疗应该完成预先计划的治疗周期，只有完成足疗程后手术，术后才能根据新辅助治疗靶向药物使用情况，以及术后是否达到 pCR，来决定后续的辅助治疗。
2. 手术病理评估是术前新辅助化疗疗效评估的重要手段，术后是否达到病理学完全缓解（pCR），对评价新辅助治疗效果、决定术后辅助治疗方案具有重要参考价值。pCR 的定义有两种：①一般是指乳腺原发灶中找不到恶性肿瘤的组织学证据，或仅存原位癌成分；②严格意义上是指乳腺原发灶和转移的区域淋巴结均无恶性肿瘤的组织学证据，或仅存原位癌成分。

3 　对于足疗程新辅助治疗后已经达到 pCR 的患者，术后辅助治疗应继续原来的靶向治疗。对于术前仅使用曲妥珠单抗的患者，基于术后辅助治疗临床的数据，也可考虑双靶向治疗。

4 　临床研究证明，曲妥珠单抗联合帕妥珠单抗的双靶向治疗，优于单用曲妥珠单抗，而 KATHERINE 研究[13]结果显示，术前治疗使用曲妥珠单抗未达到 pCR 的患者，术后辅助治疗使用 T-DM1 可以进一步改善预后。因此，术前抗 HER-2 治疗仅使用曲妥珠单抗的患者，若未达到 pCR，可考虑 T-DM1。但目前为止并无 T-DM1 优于 HP 双靶向治疗的阳性结果，以及考虑到 T-DM1 药物可及性，本指南目前优先推荐 H+P 方案。对于术前抗 HER-2 治疗使用双靶向治疗未达 pCR 者，可考虑 T-DM1。

（四）HER-2 阴性乳腺癌术前化疗

I 级推荐	II 级推荐
1. 选择同时包含蒽环类和紫杉类的治疗方案 [1] 联合使用：TAC 方案（1A） AT 方案（2A）	1. 以蒽环和紫杉为主的其他方案 AC-T 方案（1B） 2. 年轻、三阴性，尤其 *BRCA* 基因突变的患者，可选择紫杉联合铂类的方案 [2,3] 如：TP（2A）

注：T：紫杉类，包括多西他赛、白蛋白紫杉醇 [4]、紫杉醇

A：蒽环类，包括表柔比星、吡柔比星 [5]、多柔比星

C：环磷酰胺

P：铂类

【注释】

1. 根据不同治疗目的，在新辅助化疗前决定治疗方案和周期。原则上，蒽环联合紫杉治疗有效者，应按照既定方案完成新辅助化疗，并及时讨论手术时机和合理的术式。但那些疗效欠佳的可手术患者，可考虑更换化疗方案，如部分初始使用 AT 方案效果欠佳的患者，可选择 NP 方案，序贯治疗疗效仍欠佳时应调整治疗策略，及时手术。三阴性患者完成术前治疗后未达 PCR 者，术后可给 6~8 周期的卡培他滨。

2. 已有研究显示铂类可以提高三阴性乳腺癌患者术前化疗的 pCR 率[14, 15]，但由于随机对照Ⅲ期临床研究数据不多，目前并不常规推荐含铂方案作为三阴性乳腺癌新辅助治疗，年轻、三阴性患者，尤其有 *BRCA* 突变时，可考虑术前采用含铂方案。

3. KEYNOTE-522 研究提示，三阴性乳腺癌患者新辅助治疗中，加用 PD-1 抑制剂可提高患者的 pCR 率，目前仅推荐患者参加严格设计的临床研究。

4. GBG69 研究[12]显示，新辅助治疗中白蛋白紫杉醇比溶剂型紫杉醇有更高的 pCR，同时能够改善患者 DFS。

5. 吡柔比星的国际循证医学数据有限，基于国内临床使用经验，专家组认为术前新辅助治疗可考虑选择吡柔比星。

HER-2 阴性术前化疗常用方案

方案	剂量	用药时间	
TAC			
多西他赛	$75mg/m^2$	d1	
多柔比星	$50mg/m^2$	d1	$1/21d \times 6$
环磷酰胺	$500mg/m^2$	d1	
AT（蒽环联合紫杉类）			
多柔比星	$60mg/m^2$		
或表柔比星	$75mg/m^2$	d1	$1/21d$
多西他赛	$75mg/m^2$	d1	
AC（蒽环类联合环磷酰胺）-T（序贯紫杉类）			
蒽环类 + 环磷酰胺序贯周疗紫杉醇			
多柔比星	$60mg/m^2$		
或表柔比星	$100mg/m^2$	d1	$1/21d \times 4$
环磷酰胺	$600mg/m^2$	d1	

方案	剂量	用药时间	
序贯			
紫杉醇	$80mg/m^2$	d1	$1/7d \times 12$
蒽环类 + 环磷酰胺序贯多西他赛			
多柔比星	$60mg/m^2$	d1	$1/21d \times 4$
或表柔比星	$100mg/m^2$		
环磷酰胺	$600mg/m^2$	d1	
序贯			
多西他赛	$80\sim100mg/m^2$	d1	$1/21d \times 4$
AT-NP（蒽环联合紫杉序贯铂类）			
多柔比星	$60mg/m^2$	d1	$1/21d \times 4$
或表柔比星	$75mg/m^2$		
多西他赛	$75mg/m^2$	d1	

乳腺癌的术前新辅助治疗

HER-2 阴性术前化疗常用方案（续表）

方案	剂量	用药时间	
序贯			
长春瑞滨	$25mg/m^2$	d1、8	$1/21d \times 4$
顺铂	$75mg/m^2$	分 d1~3	
TP（紫杉联合铂类）			
白蛋白紫杉醇	$125mg/m^2$	d1、8	$1/21d \times 6$
顺铂	$75mg/m^2$	分 d1~3	
TP（紫杉联合铂类）			
白蛋白紫杉醇	$125mg/m^2$	d1、8	$1/21d \times 6$
卡铂	AUC 6	d1	

注：化疗过程中需要注意避免骨髓功能抑制，合理地预防性使用 CSF（详见"七、乳腺癌的治疗管理"）

（五）激素受体阳性乳腺癌术前内分泌治疗

术前内分泌治疗的适宜人群：需要术前治疗而又不适合化疗、暂时不适合手术、或无须即刻手术的激素依赖型患者，可考虑术前内分泌治疗。

1. 绝经后激素受体阳性患者，术前内分泌治疗推荐第三代芳香化酶抑制剂，包括阿那曲唑、来曲唑、依西美坦；部分不适合芳香化酶抑制剂的患者（如骨密度 T<−2.5），可考虑使用氟维司群。绝经前激素受体阳性患者，术前内分泌治疗可选卵巢功能抑制联合芳香化酶抑制剂。对于部分需要接受新辅助内分泌治疗的局晚期患者，也可考虑内分泌联合 CDK4/6 抑制剂，或参加临床研究。

2. 术前内分泌治疗一般应每两个月进行一次疗效评价，治疗有效且可耐受的患者，可持续治疗至6 个月。完成术前内分泌治疗后，接受手术治疗，根据术后病理，选择后续治疗方案（方案详见"辅助内分泌治疗"部分）。绝经前患者术前内分泌治疗与术前化疗比较的临床研究结果尚有限，除临床研究外，目前原则上不推荐对绝经前患者采用术前内分泌治疗。

三、乳腺癌的术后辅助治疗

（一）辅助治疗前评估及检查

	基本原则
肿瘤相关评估	1. 明确肿瘤临床分期 [1] 2. 明确肿瘤病理类型、组织学分级、分子特征（ER、PR、HER-2、Ki-67）[2] 3. 多基因表达谱检测 [3]，如 21 基因复发风险评估（Oncotype DX®），70 基因检测（MammaPrint®）
自身状况评估 [4]	1. 既往史（尤其需关注与治疗相关的重要病史信息） 2. 体格检查 3. 一般血液学检查 4. 评估主要脏器功能（包括肝、肾、心脏） 5. 心理评估及疏导 6. 育龄期女性必要时进行生育咨询 7. 遗传性乳腺高危患者进行遗传学咨询

【注释】

[1] 肿瘤临床分期参考《第 8 版 AJCC 癌症分期手册》，对于手术后的患者，应依据手术后的病理情况进行 TNM 分期，包括肿块数目、位置、最大径和区域淋巴结状况及切缘情况。远处病灶评估（M 分期）详见"早期乳腺癌确诊检查"相关内容。

[2] 详见"病理学诊断"及"分子分型"相关内容。

[3] 国外指南推荐将基因表达测定作为部分激素受体阳性、HER-2 阴性患者选择辅助化疗的重要依据，TAILORx 研究[16] 显示 T1-2N0M0，ER（+）、HER-2（−）进行 21 基因表达测定时，约 70% 的患者 RS 评分 11~25 分，这部分患者可以免除化疗。MINDACT 研究显示[17]，70 基因结果也可筛选部分无需化疗的低危患者。但目前基于中国人群的基因表达测定相关研究仍然较少，国内缺乏相应的行业标准与共识，因此需谨慎选择检测人群。

[4] 需详细评估患者一般状况，评估其对治疗的耐受性，综合制订治疗方案。

（二）未行新辅助治疗的 HER-2 阳性乳腺癌的辅助治疗

分层	I 级推荐	II 级推荐	III 级推荐
腋窝淋巴结阳性 [1]	AC-THP（1A） TCbHP（1A）	AC-TH[2]（1A） TCbH[2]（1A）	H 后序贯来那替尼 [3] （2A）
腋窝淋巴结阴性但伴高危因素 [1] 1. 肿瘤 >2cm 2. 其他危险因素（如 ER 阴性）	AC-TH（1A） TCbH（1A）	AC-THP（2A） TCbHP（2A）	H 后序贯来那替尼 （2B）
腋窝淋巴结阴性 [4] 且肿瘤 ≤ 2cm	TC+ H（2A）[5]	wTH（2B）[6]	化疗后再用 H[7]（2B）
激素受体阳性 且无须化疗或不能耐受化疗者		H + 内分泌治疗 [8] （2A）	

注：A：蒽环类，包括表柔比星、吡柔比星、多柔比星

T：紫杉类，包括多西他赛、紫杉醇

C：环磷酰胺

Cb：卡铂

H：曲妥珠单抗

P：帕妥珠单抗

【注释】

1　APHINITY 研究[18]结果显示，与使用含曲妥珠单抗的方案相比，使用含帕妥珠单抗和曲妥珠单抗的双靶向治疗方案能够降低 19% 的 iDFS 事件（HR 0.81；95% CI 0.66~1.00；P=0.045），4年 iDFS 提高 1.7%，其中淋巴结阳性患者获益最显著。因此，对于有高危复发风险，尤其是腋窝淋巴结阳性的患者，推荐使用帕妥珠单抗和曲妥珠单抗双靶向治疗。但专家并不认可适合单靶的患者都需要考虑双靶向治疗，对于腋窝淋巴结阴性的患者，需综合其他危险因素（如肿瘤大小、ER 状态等），选择最佳的治疗方案。

2　NSABP B-31/-N9831 研究[19]确立了 AC-TH（蒽环联合环磷酰胺序贯紫杉类药物联合曲妥珠单抗）优于常规 AC-T 化疗。BCIRG 006 确立了 TCbH 方案（多西他赛、卡铂联合曲妥珠单抗）也优于 AC-T，可作为辅助治疗方案的另一个选择，该研究经 10 年长期随访显示 TCbH 和 AC-TH 两种方案的远期疗效相似，但 TCbH 方案心功能不全发生率较低，因此对于心脏安全性要求更高的患者，可以选择 TCbH 方案。

3　ExteNET 研究[20]探索了另一种抗 HER-2 双靶向治疗策略，Ⅱ~Ⅲ期 HER-2 阳性乳腺癌患者，在曲妥珠单抗辅助治疗结束后 2 年内开始口服来那替尼 1 年辅助治疗。相比安慰剂组，来那替尼组的 2 年 iDFS 提高 2.3%，3/4 级腹泻是最常见的不良事件。对于已完成了曲妥珠单抗且存在复发风险的患者，可考虑序贯来那替尼。但对于还未完成曲妥珠单抗治疗的患者，应首先考虑曲妥珠单抗联合帕妥珠单抗的双靶向治疗。

4　腋窝淋巴结阴性的 HER-2 阳性乳腺癌患者曲妥珠单抗辅助治疗适应证：

（1）T1c 及以上患者应该接受曲妥珠单抗辅助治疗。

（2）T1b 患者可推荐曲妥珠单抗辅助治疗。

（3）T1a 患者可考虑曲妥珠单抗辅助治疗，尤其伴高危因素患者，如激素受体阴性、分级差、Ki-67 高等。

目前尚无 HER-2 阳性的微浸润患者能从靶向辅助治疗中获益的明确证据，因此这部分患者不在辅助治疗人群的讨论范围内。但当病理诊断为微浸润时，应严格遵循病理诊断标准，避免将 T1a 诊断为微浸润，造成低估，必要时可以再次病理检测。

5　以往临床研究入组病例大多为 T2 以上患者，但 HER-2 阳性、淋巴结阴性的小肿瘤患者，相对于 HER-2 阴性的小肿瘤仍有较高的复发风险。因为，研究显示 HER-2 阳性 T1abN0M0 患者 5 年复发转移风险是 HER-2 阴性患者的 5 倍以上。既往研究提示，早期乳腺癌患者使用 TC+H 治疗，2 年 DFS 和 2 年 OS 率高达 97.8% 和 99.2%[21]。

6　APT 研究[22]提示 HER-2 阳性小肿瘤（≤ 3cm）患者使用 wTH 方案，其 3 年无侵袭性疾病生存率可达 98.7%。因此，对原发灶≤ 1cm，淋巴结阴性 HER-2 阳性的患者，可考虑选择毒性更低的 wTH 方案。

7　建议术后尽量早期使用曲妥珠单抗辅助治疗，对于辅助化疗时没有及时联合曲妥珠单抗的患者，化疗后应尽早开始使用曲妥珠单抗治疗；即使辅助化疗已经结束，但 5 年内尚未出现复发转移的患者，仍可以考虑使用曲妥珠单抗。目前 1 年的曲妥珠单抗仍是标准辅助治疗，大量临床研究验证，短疗程曲妥珠单抗（6个月或9周疗法）并不能达到与1年标准疗法同样的疗效，尽管 PERSPHONE 研究[23]验证了6个月疗法在某些人群中可以获益，但专家认为，目前尚无法精确定位最佳获益人群，因此此不做推荐。

8 由于曲妥珠单抗可能增加心脏毒性，不建议与蒽环类化疗药同时使用，但可与辅助放疗、辅助内分泌治疗同时使用。对于激素受体阳性患者，如低危患者无须化疗，或虽需化疗但无法耐受化疗的患者，可以考虑内分泌联合靶向治疗。

HER-2 阳性辅助治疗常用方案

方案	剂量	用药时间	时间及周期
AC（蒽环类联合环磷酰胺）-THP（紫杉类联合曲妥珠单抗、帕妥珠单抗）			
多柔比星 + 环磷酰胺序贯紫杉醇 + 曲妥珠单抗 + 帕妥珠单抗			
多柔比星	$60mg/m^2$	d1	1/21d × 4
环磷酰胺	$600mg/m^2$	d1	
序贯			
紫杉醇	$80mg/m^2$	d1	1/7d × 12
曲妥珠单抗	首剂 8mg/kg，之后 6mg/kg	d1	1/21d，完成 1 年
帕妥珠单抗	首剂 840mg，之后 420mg	d1	

HER-2 阳性辅助治疗常用方案（续表）

方案	剂量	用药时间	时间及周期
多柔比星 + 环磷酰胺序贯多西他赛 + 曲妥珠单抗 + 帕妥珠单抗			
多柔比星	$60mg/m^2$	d1	$1/21d \times 4$
环磷酰胺	$600mg/m^2$	d1	
序贯			
多西他赛	$80\sim100mg/m^2$	d1	$1/21d \times 4$
曲妥珠单抗	首剂 8mg/kg，之后 6mg/kg	d1	$1/21d$，完成 1 年
帕妥珠单抗	首剂 840mg，之后 420mg	d1	
TCbHP			
多西他赛	$75mg/m^2$	d1	$1/21d \times 6$
卡铂	AUC 6	d1	
曲妥珠单抗	首剂 8mg/kg，之后 6mg/kg	d1	$1/21d$，完成 1 年
帕妥珠单抗	首剂 840mg，之后 420mg	d1	

方案	剂量	用药时间	时间及周期
AC（蒽环类联合环磷酰胺）-TH（紫杉类联合曲妥珠单抗）			
蒽环类 + 环磷酰胺序贯多西他赛 + 曲妥珠单抗			
多柔比星	$60mg/m^2$	d1	
或表柔比星	$100mg/m^2$		$1/21d \times 4$
环磷酰胺	$600mg/m^2$	d1	
序贯			
多西他赛	$80\sim100mg/m^2$	d1	$1/21d \times 4$
曲妥珠单抗	首剂 8mg/kg，之后 6mg/kg	d1	1/21d，完成 1 年
蒽环类 + 环磷酰胺序贯紫杉醇 + 曲妥珠单抗			
多柔比星	$60mg/m^2$	d1	
或表柔比星	$100mg/m^2$		$1/21d \times 4$
环磷酰胺	$600mg/m^2$	d1	
序贯			

方案	剂量	用药时间	时间及周期
紫杉醇	$80mg/m^2$	d1	$1/7d \times 12$
曲妥珠单抗	首剂 4mg/kg，之后 2mg/kg	d1	1/7d，完成 1 年
密集多柔比星 + 环磷酰胺序贯密集紫杉醇 + 曲妥珠单抗			
多柔比星	$60mg/m^2$	d1	$1/14d \times 4$
环磷酰胺	$600mg/m^2$	d1	
序贯			
紫杉醇	$175mg/m^2$	d1	$1/14d \times 4$
曲妥珠单抗	首剂 4mg/kg，之后 2mg/kg	d1	1/7d，完成 1 年
TCbH			
多西他赛	$75mg/m^2$	d1	$1/21d \times 6$
卡铂	AUC 6	d1	
曲妥珠单抗	首剂 8mg/kg，之后 6mg/kg	d1	1/21d，完成 1 年

HER-2 阳性辅助治疗常用方案（续表）

方案	剂量	用药时间	时间及周期
TC+H			
多西他赛	$75mg/m^2$	d1	$1/21d \times 4$
环磷酰胺	$600mg/m^2$	d1	
曲妥珠单抗	首剂 8mg/kg，之后 6mg/kg	d1	1/21d，完成 1 年
TH（周疗紫杉醇 + 曲妥珠单抗）			
紫杉醇	$80mg/m^2$	d1	$1/7d \times 12$
曲妥珠单抗	首剂 4mg/kg，之后 2mg/kg	d1	1/7d，完成 1 年

（三）HER-2 阴性乳腺癌的辅助化疗 [1~3]

分层	I 级推荐	II 级推荐	III 级推荐
高复发风险的患者： 1. 腋淋巴结 ≥ 4 个阳性 2. 淋巴结 1~3 个阳性 并伴有其他复发风险 3. 三阴性乳腺癌 [4]	AC-T[5, 6]（1A） ddAC-dd T[7]（1A）	TAC[8]（1B） FEC-T（1B）	FAC×6 （2B）
复发风险较低的患者，符合以下危险因素之一： 1. 淋巴结 1~3 个（Luminal A 型）[9] 2. Ki-67 高表达（≥ 30%）[10] 3. >2cm 4. 年龄小于 35 岁	AC[11]（1A） TC[12]（1A）	AC-T（2A）	

注 A：蒽环类 [13]，包括表柔比星、吡柔比星、多柔比星；E：表柔比星

T：紫杉类，包括紫杉醇、多西他赛

F：5-FU

C：环磷酰胺

【注释】

1. 考虑辅助化疗的因素（具备以下之一者）

   （1）腋窝淋巴结阳性。

   （2）三阴性乳腺癌。

   （3）HER-2 阳性乳腺癌（T1b 以上）。

   （4）肿瘤 >2cm。

   （5）组织学分级为 3 级。

   需要注意的是，以上指标并非辅助化疗的绝对适应证，辅助化疗的决定应综合考虑肿瘤的临床病理学特征、患者生理条件和基础疾患、患者的意愿以及化疗可能获益与由此带来的不良反应等决定。

2. 辅助化疗的相对禁忌证

   （1）妊娠期患者，应慎重选择化疗。

   （2）年老体弱且伴有严重内脏器质性病变患者。

3. 辅助化疗原则

   （1）早期乳腺癌辅助化疗的目的是争取治愈，所以要强调标准、规范的化疗，包括标准的药物、剂量、治疗周期和治疗疗程。

   （2）化疗药物的选择、剂量和应用以及相关毒性的处理很复杂，考虑到毒性反应、个体差异及合并症等因素，可根据患者危险度、耐受程度、个人意愿并结合临床研究的背景选择化疗方案，并制订预防呕吐、骨髓抑制的管理方案（详见"七、乳腺癌的治疗管理"）。

（3）化疗时应注意化疗药物的给药顺序、输注时间和剂量强度，严格按照药品说明和配伍禁忌使用。

（4）若无特殊情况，一般不建议减少的标准化疗计划周期数。

（5）辅助化疗一般不与内分泌治疗或放疗同时进行，化疗周期结束后再开始内分泌治疗，放疗与内分泌治疗可先后或同时进行。

4　对部分三阴性乳腺癌患者，如存在已知的 *BRCA* 突变，如在蒽环和紫杉基础上需考虑铂类（顺铂、卡铂）药物用于辅助治疗，大多数专家认为这类患者应该在新辅助治疗中提前考虑铂类。

5　CALGB 9344 研究[24]比较了 AC- 紫杉醇三周方案与 AC 辅助化疗的疗效，试验共入组了 3 121 例淋巴结阳性的患者，结果显示，在激素受体阴性的亚组人群中，序贯紫杉醇组取得更好的 DFS。因此，目前推荐对于复发风险相对较高的患者行 AC-T 的化疗方案。

6　关于 AC-T 方案中紫杉类药物的选择，E1199 研究[25]显示多西他赛三周方案或紫杉醇每周方案比紫杉醇三周方案疗效更好，所以不再推荐蒽环类后序贯应用紫杉醇三周方案。

7　根据 CALGB 9741 研究[26]及 EBCTCG meta 分析结果，剂量密集型 AC-T 可用于部分可耐受的高危乳腺癌患者。

8　BCIRG005 研究[27]显示 AC-T 与 TAC 辅助化疗疗效在 DFS 和 OS 上无明显差异，但序贯组血液学毒性显著低于联合组。因此，考虑到患者耐受性，对于高危患者优先推荐 AC-T 的辅助化疗。

9　对于 Luminal 型患者，其化疗方案的制订取决于疾病对化疗的反应性与疾病复发风险。大部分专家认为 Luminal A 型乳腺癌"对化疗反应较差"，若存在需要化疗的指标（如淋巴结 1~3 阳性），则可推荐 AC 或 TC 方案；但对于淋巴结 ≥ 4 个的高危患者，可推荐 AC-T 的方案。

10 Ki-67 表达水平是选择化疗的重要因素之一。对于其他危险因素较低的患者（HR 阳性，T1N0），若 Ki-67>30%，推荐进行辅助化疗；若 Ki-67<15%，由于获益不明确，目前并不推荐辅助化疗；若 Ki-67 为 15%~30%，可考虑多基因检测，综合考虑患者的意愿、对化疗的耐受程度及化疗可能带来的获益及风险，充分与患者沟通后决定是否需要进行辅助化疗。（关于基因表达测定可见"辅助治疗前评估"章节）

11 NSABP B-15[28] 比较 AC 方案、CMF 方案及 AC+CMF 方案的疗效，共入组了 2 338 例术后腋窝淋巴结阳性的早期乳腺癌患者，结果显示，4 个周期的 AC 等效于 CMF 方案，且应用更加简单、疗程更短，两者副作用也无很大差别。因此，AC 方案可作为部分中、低危且需要接受辅助化疗的患者的基本方案。

12 US 9735 研究[29] 比较了 TC 与 AC 用于乳腺癌辅助化疗的疗效，该试验入组了较多的中、低危患者（共入组 1 016 例患者，其中 909 例患者腋窝淋巴结转移 ≤ 3 个，719 例患者激素受体表达阳性），结果显示，TC 方案带来了无病生存期及总生存的提高。因此目前对于部分中、低危且需要接受辅助化疗的患者，尤其是存在蒽环类心脏毒性隐患时，也可优先推荐选择 TC 方案的辅助化疗。

13 吡柔比星的国际循证医学数据有限，但考虑到药物可及性，结合我国临床实践，蒽环类药物也可以考虑选择吡柔比星，常用推荐剂量为 $50mg/m^2$。

HER-2 阴性辅助化疗常用方案

方案	剂量	用药时间	时间及周期
AC（蒽环类联合环磷酰胺）-T（紫杉类）			
蒽环类 + 环磷酰胺序贯多西他赛			
多柔比星 或表柔比星	$60mg/m^2$ $100mg/m^2$	d1	$1/21d \times 4$
环磷酰胺	$600mg/m^2$	d1	
序贯			
多西他赛	$80\sim100mg/m^2$	d1	$1/21d \times 4$
蒽环类 + 环磷酰胺序贯周疗紫杉醇			
多柔比星 或表柔比星	$60mg/m^2$ $100mg/m^2$	d1	$1/21d \times 4$
环磷酰胺	$600mg/m^2$	d1	
序贯			

方案	剂量	用药时间	时间及周期
紫杉醇	80mg/m^2	d1	1/7d × 12
密集型蒽环 + 环磷酰胺序贯密集型紫杉醇			
多柔比星	60mg/m^2	d1	1/14d × 4
或表柔比星	100mg/m^2		
环磷酰胺	600mg/m^2	d1	
序贯			
紫杉醇	175mg/m^2	d1	1/14d × 4
密集型蒽环类 + 环磷酰胺序贯周疗紫杉醇			
多柔比星	60mg/m^2	d1	1/14d × 4
或表柔比星	100mg/m^2		
环磷酰胺	600mg/m^2	d1	
序贯			
紫杉醇	80mg/m^2	d1	1/7d × 12

HER-2 阴性辅助化疗常用方案（续表）

方案	剂量	用药时间	时间及周期
AC（蒽环类 + 环磷酰胺）			
多柔比星	$60mg/m^2$	d1	
或表柔比星	$100mg/m^2$		$1/21d \times 4$
环磷酰胺	$600mg/m^2$	d1	
TC			
多西他赛	$75mg/m^2$	d1	
环磷酰胺	$600mg/m^2$	d1	$1/21d \times 4$
TAC			
多西他赛	$75mg/m^2$	d1	
多柔比星	$50mg/m^2$	d1	$1/21d \times 6$
环磷酰胺	$500mg/m^2$	d1	

HER-2 阴性辅助化疗常用方案（续表）

方案	剂量	用药时间	时间及周期
FEC-T			
氟尿嘧啶	$500mg/m^2$	d1	
表柔比星	$100mg/m^2$	d1	$1/21d \times 3$
环磷酰胺	$500mg/m^2$	d1	
序贯			
多西他赛	$80\sim100mg/m^2$	d1	$1/21d \times 3$
FAC			
氟尿嘧啶	$500mg/m^2$	d1、8	
多柔比星	$50mg/m^2$	d1	$1/21d \times 6$
环磷酰胺	$500mg/m^2$	d1	

注：化疗过程中需要注意避免骨髓功能抑制，合理地预防性使用 CSF（详见"七、乳腺癌的治疗管理"）

（四）激素受体阳性乳腺癌的辅助内分泌治疗

1. 辅助内分泌治疗对激素受体（ER/PR）阳性的乳腺癌患者至关重要，激素受体阳性的判断标准详见"分子分型"相关内容。

2. 对 ER 弱阳性患者（阳性率 1%~9%），其生物学行为与 ER 阴性相似，因此不建议放弃辅助化疗，在完成辅助化疗后，可酌情考虑进行辅助内分泌治疗。但对于绝经前患者，如 ER 阳性率为 1%~9%，不建议采用卵巢功能抑制联合口服内分泌药物的方案。

3. 辅助内分泌治疗不建议与辅助化疗同时使用。

4. 由于卵巢功能的判断对辅助内分泌治疗方案的选择非常重要，无论患者是否化疗，均应于全身治疗前了解患者的月经状况，判定患者的卵巢功能状态，制订患者的全程辅助治疗方案。

   绝经的定义：绝经可分为自然绝经和人工绝经，一般是指月经永久性终止，提示卵巢合成的雌激素持续性减少。满足以下任意一条者，都可认为达到绝经状态：

   （1）双侧卵巢切除术后。

   （2）年龄 ≥ 60 岁。

   （3）年龄 <60 岁，自然停经 ≥ 12 个月，在近 1 年未接受化疗、三苯氧胺、托瑞米芬或卵巢去势的情况下，FSH 和雌二醇水平在绝经后范围内。

   （4）年龄 <60 岁正在服用三苯氧胺或托瑞米芬的患者，FSH 和雌二醇水平连续两次在绝经后范围内。

绝经后乳腺癌患者辅助内分泌治疗策略

1. 初始治疗

治疗阶段	Ⅰ级推荐	Ⅱ级推荐	Ⅲ级推荐
初始治疗	1. AI 5 年 [1]（1A） 2. 初始使用 TAM 的患者，治疗期内可换用 5 年 AI 治疗 [2, 3]（1A）	TAM 2~3 年 序贯 AI 2~3 年（2A）	TAM 5 年（2B）

2. 延长治疗

治疗阶段	Ⅰ级推荐	Ⅱ级推荐
初始辅助 AI 治疗已满 5 年且耐受性良好，符合以下条件之一者，考虑需要延长内分泌治疗 [4, 5]： 1. 淋巴结阳性 2. G3 3. 其他需要行辅助化疗的危险因素	继续 AI [6]（2A）	换用 TAM [7]（2B）

【注释】

1 ATAC 研究[30]随访 10 年结果显示，5 年 AI 治疗较 5 年 TAM 治疗可明显改善患者的无病生存，降低复发风险，确立了 AI 作为绝经后早期乳腺癌患者辅助治疗标准方案的地位。BIG1-98 研究[31]的结果除验证了上述结果之外，还显示辅助治疗 5 年内 TAM 与 AI 的换药方案较 5 年 AI 治疗在疗效上并无明显差异。因而建议初始辅助内分泌治疗时为绝经后的患者使用 AI 5 年治疗。确实存在 AI 使用禁忌的患者，初始辅助内分泌治疗可考虑选择 TAM。

2 MA17 研究[32]、DATA 研究[33]、ABCSG 6a 研究[34]纳入了在初始辅助内分泌为 TAM 的患者，在使用 TAM 2~5 年后换用 AI 类药物，辅助内分泌治疗总时间至少为 5 年。研究结果证实了对于初始辅助治疗选择为 TAM 的患者（初始治疗时为绝经前，治疗过程中确认为绝经后状态的患者；或绝经后初始选择了 TAM 的患者），在治疗期换用 AI 治疗 2~5 年的可行性和有效性。

3 结合 BIG1-98 研究结果，换药方案更适宜于那些无法耐受原方案的患者。在使用 AI 或 TAM 的治疗过程中，需指导患者正确应对药物不良反应，如不能耐受者，可考虑 AI 与 TAM 换药。如初始治疗使用 AI 患者不能耐受其不良反应，可换用 TAM。

4 绝经后低危患者初始辅助内分泌治疗使用 AI 已满 5 年可以停药。"低危"定义为同时满足以下情况的患者：术后 pT ≤ 2cm；G1；淋巴结阴性；无瘤周脉管肿瘤侵犯；ER 和 / 或 PR 阳性；HER-2 阴性。

5 初始辅助 AI 治疗已满 5 年且耐受性良好的患者，符合以下条件之一可考虑延长内分泌治疗：

（1）淋巴结阳性

（2）G3

（3）其他需要行辅助化疗的危险因素，如 Ki67>30%

6 MA17R 研究[35]结果显示，对于使用了 3~5 年 TAM 后使用 5 年 AI 后的患者，如继续 5 年 AI，即 AI 治疗时间达 10 年，较安慰剂组进一步降低了复发风险；NSABP-B42 研究中，对于使用了 5 年 AI 后的患者或者 2.5 年 TAM 换用 2.5 年 AI 的患者，继续 5 年 AI 治疗，较安慰剂组降低了乳腺癌复发风险；为选择 AI 延长治疗提供了证据。但 IDEAL 研究、ABCSG-16 研究对比了完成 5 年辅助内分泌治疗的患者（含辅助 AI 治疗 5 年）继续 5 年 AI 对比 2~2.5 年 AI，未见显著 DFS 获益。因此对于耐受性良好，需要选择延长 AI 治疗的年限尚存争议。

7 绝经后患者，5 年 AI 后继续 5 年 TAM 或 AI，目前无随机对照研究结果，但基于既往研究中 TAM 治疗 5 年后换用 AI 继续治疗 5 年可以获益的证据，对需要延长治疗但无法继续耐受 AI 治疗的患者也可以考虑换 5 年 TAM 治疗。

乳腺癌的术后辅助治疗

绝经前患者辅助内分泌治疗策略

初始治疗

分层	I 级推荐	II 级推荐	III 级推荐
复发风险低的患者（全部满足以下条件）： 1. 淋巴结阴性 2. G1 3. T ≤ 2cm 4. 低 Ki-67	TAM 5 年[1]（1A）		
满足以下危险因素之一者： 1. G2 或 G3 2. 淋巴结阳性 1~3 个 3. T>2cm	OFS+TAM 5 年[2,3,5,6]（1A）	OFS+AI 5 年[4-7]（2A）	TAM（2B）
淋巴结 4 个及以上阳性的患者 淋巴结阳性	OFS+AI 5 年[4-7]（1A）	OFS+TAM 5 年（2A）	TAM（2B）

延长治疗[8]

分层	I级推荐	II级推荐
完成初始 TAM 5 年治疗，需要延长治疗的患者[9]	1. 未绝经患者延长 TAM 治疗至满 10 年（1A） 2. 确定绝经者，可序贯使用 AI 5 年（1A）	
完成 OFS + TAM 初始 5 年治疗，耐受性良好者[10]	绝经者序贯 AI 治疗（2A）	未绝经者使用 TAM 治疗 5 年（2B）
完成 OFS + AI 初始 5 年治疗，耐受性良好者[10]	绝经者使用 AI 治疗（2A）	未绝经患者使用 TAM 5 年（2B）或 OFS+AI 5 年（2B）

【注释】

[1] 既往的 NATO 研究及 Stockholm 研究证实了对于手术后激素受体阳性患者，辅助治疗使用 TAM 5 年较无内分泌治疗药物或 TAM 治疗 2 年改善无瘤生存率和总生存率，具有统计学显著差异。SOFT 研究[36]中，在术后标准辅助治疗基础上，使用 OFS 联合 TAM 对比 TAM 5 年治疗，其 8 年随访结果显示，OFS 联合方案能够显著改善绝经前患者的 DFS，OFS+AI 方案的 DFS 绝对获益提高了 7%，相比单药 TAM，OFS+AI 的 8 年 DRFI 获益提高了 2.8%。研究中预设的术

后无辅助化疗亚组患者多为淋巴结阴性、G1、T<2cm，亚组分析结果显示从 OFS 联合内分泌治疗中获益有限，因而建议对于此类患者术后辅助内分泌治疗基本选择策略为 TAM 5 年。

2　卵巢功能抑制的方法包括药物性卵巢功能抑制（GnRHa 类药物：戈舍瑞林、亮丙瑞林等）、手术等。也有卵巢放疗去势方式，但不常规推荐。警惕有存在药物性卵巢功能抑制不完全的可能性，但不建议在使用 GnRHa 期间常规监测激素水平[37]。

3　SOFT 研究中预设的化疗亚组及 2007 年关于 OFS 的 meta 分析中化疗联合 OFS 获益患者的临床特征分析显示，OFS 联合治疗获益患者更多为淋巴结阳性、组织学分级 2~3 级和肿瘤直径大于 2cm 的患者。

4　TEXT&SOFT 联合分析[38]对比了术后辅助内分泌治疗均使用 OFS 的基础上联合 TAM 5 年和 AI 5 年治疗的疗效。对于接受化疗患者，远处复发降低了 2.6%（TEXT 研究）和 3.4%（SOFT 研究）。证实了 OFS 联合 AI 治疗 5 年的获益。进一步的综合定量分析方法[39]指出，OFS 联合 AI 的绝对获益相关的因素为：年龄 <35 岁，≥ 4 个淋巴结阳性，组织学 3 级。提示具有上述因素的患者更能够获益于 OFS 联合 AI 治疗。

5　应注意，目前 OFS 联合口服内分泌药物的治疗方案，对于乳腺癌生存获益的影响尚未知晓，需进一步长期随访。

6　在使用 OFS 联合 TAM 或 AI 过程中，应充分评估可能发生的不良反应及耐受性；应权衡二者不良反应进行选择。

7　对于初始治疗时为绝经前，但 2~3 年内面临可能绝经的患者，目前无针对这一患者人群的研究。专家组认为可如下选择：

（1）具有淋巴结 4 个及以上阳性或组织学 3 级的患者，可建议行卵巢切除后使用 AI。

（2）对于 G2、1~3 个淋巴结转移的患者，初始辅助治疗可以先选择 TAM，待绝经后再使用 5 年 AI 继续治疗。

8　初始治疗已满 5 年且耐受性良好的患者，符合以下条件之一可考虑延长内分泌治疗：

（1）淋巴结阳性

（2）G3

（3）诊断时年龄小于 35 岁

（4）Ki-67 高

（5）pT2 及以上

9　NSABP B-14 研究中对于雌激素受体阳性、淋巴结阴性的乳腺癌患者，术后接受 5 年 TAM 治疗组（570 例）较 10 年 TAM 治疗组（583 例）并未显示出在生存方面优势。而其后 ATLAS[40]、aTTom 两项大型随机对照研究，共同证实了 10 年 TAM 治疗较 5 年 TAM 治疗可降低乳腺癌复发率。如初始治疗已经选择了 TAM 治疗，且完成 5 年 TAM 治疗后仍未绝经的患者，需要延长治疗的患者，推荐延长 TAM 治疗至满 10 年。

10　卵巢功能抑制联合口服内分泌药物 5 年治疗后的患者也存在远期复发的风险，虽然目前缺乏此类患者延长内分泌治疗方案的研究结果，且无随机对照研究比较 OFS 联合内分泌药物 5 年治疗后延长内分泌治疗的方案与 TAM 治疗 10 年的方案的疗效。但基于延长内分泌治疗获益的证据，对于可耐受患者可以建议延长内分泌治疗。

（五）乳腺癌术后辅助放疗

保乳术后[1]

分层	I 级推荐	II 级推荐
导管原位癌	全乳放疗（I）± 瘤床加量（2B）	1. 部分患者可以考虑减免放疗（2B）[2] 2. 符合 ASTRO 指南推荐条件的患者可考虑部分乳腺短程照射（APBI）（2A）[5]
浸润性癌 腋窝淋巴结阴性	1. 全乳放疗（常规疗程或大分割）[3]（1A）± 瘤床加量（1B） 2. 部分乳腺短程照射（APBI）（2A）[5]	1. 年龄 ≥ 70 岁、分期 T1N0M0、激素受体阳性、HER-2（－），可减免放疗（1B）[4] 2. 高危患者可联合区域淋巴结放疗（2B）[7]
腋窝淋巴结阳性，已行腋窝清扫	全乳放疗 + 瘤床加量 + 区域淋巴结放疗[7]（1B）	低危 II 期患者，可考虑仅行全乳放疗 + 瘤床加量（2B）[7]
前哨淋巴结 1~2 枚阳性，未行腋窝清扫	全乳（乳房高位切线野）[6] + 瘤床加量（1A）	高危患者考虑全乳 + 瘤床 + 包括腋窝的区域淋巴结放疗（2B）[7]
前哨淋巴结 ≥ 3 枚阳性，未行腋窝清扫		全乳 + 瘤床 + 包括腋窝的区域淋巴结放疗（2B）

乳房切除术后 [1, 8]

分层	I 级推荐	II 级推荐
腋窝淋巴结清扫术后 1. T3~4 2. 腋窝淋巴结阳性	胸壁 + 区域淋巴结放疗 [7]（2A）	低危 II 期患者，可考虑免除术后放疗（2B）[7]
前哨淋巴结阳性，未行腋窝清扫	胸壁 + 包括腋窝在内的区域淋巴结放疗 [7]（2B）	

【注释】

[1] 此放疗适应证同样适用于新辅助化疗后患者。由于新辅助化疗后的辅助放疗决策尚无 III 期随机对照临床试验结果可以参考，目前的推荐为结合患者新辅助治疗前的临床分期和新辅助化疗后的病理分期，按照病程中的最高分期，进行放疗决策。

[2] 术后全乳放疗可以降低导管原位癌患者约 50% 的包括导管原位癌和浸润性癌在内的复发风险。综合患者年龄、组织学分级和切缘距离等各项预后因素，综合评估复发风险相对低危的导管原位癌，或者存在放疗相对禁忌证的患者，在充分评估放疗的风险和获益并结合患者意愿的前提下考虑减免术后放疗。但是目前前瞻性临床研究提示"低危"导管原位癌患者仍可从放疗中获益 [41]。

3 对于照射靶区仅需要包括患侧全乳的患者，术后辅助放疗推荐方案包括：常规分割方案 50Gy/25 次，瘤床加量 10~16Gy/5~8 次；大分割方案 40~42.5Gy/15~16 次。鉴于两个方案在疗效上相等，而大分割方案可以节约医疗资源和患者就医成本，推荐大分割方案作为首选方案。该剂量分割方案推荐也适用于乳房高位切线野的全乳放疗。

4 临床研究的长期随访证实，对于符合上述条件的老年患者，虽然术后放疗较单纯内分泌治疗仍然有局部控制率的优势（10 年无复发生存率分别为 98% 和 90%），但是否接受术后放疗并未影响总生存和无病生存。所以在符合上述条件的患者中，可以在充分评估放疗的风险和获益并结合患者意愿的前提下考虑减免术后放疗。

5 部分乳腺短程照射：建议参照美国放射肿瘤学会（American Society of Therapeutic Radiation Oncology，ASTRO）推荐选择合适的患者[42]，也可以参照 RAPID 和 NSABP B-39 研究的入组标准[43, 44]。推荐采用 IMRT 或者组织间插植技术实施部分乳腺短程照射。

6 乳房高位切线野：指将乳房切线野上界向上延伸，以包括更多的低位腋窝淋巴结，一般定义为距离肱骨头下缘 ≤ 2cm[45]。

7 区域淋巴结放疗：在接受完整腋窝淋巴结清扫术（基本定义为 I、II 站腋窝淋巴结清扫，且检出淋巴结数目 ≥ 10）的患者，区域淋巴结清扫范围为患侧锁骨上 / 下区和内乳淋巴结（第一至第三肋间）。

（1）内乳淋巴引流区预防性照射：目前大部分已发表的术后辅助放疗的临床研究和荟萃分析均支持将内乳淋巴结引流区包括在区域淋巴结照射靶区范围内[46]。2015 年发表的

MA20 和 EORTC 22922-10925 研究均将内乳淋巴引流区包括在术后区域淋巴结放疗靶区范围内[47, 48]。由于内乳淋巴引流区的解剖位置特殊，需优化放疗技术，并采用剂量-体积直方图（dose-volume histograms，DVHs）对关键器官和靶区进行评估，尽可能降低心肺等关键器官的体积剂量。根据 EBCTCG 荟萃分析结果，需确保左侧患者全心平均剂量不超过 8Gy[49]。本指南推荐在下列患者给予内乳淋巴引流区预防性照射可能获益更大，包括：

1）≥ 4 枚腋窝淋巴结转移。

2）原发肿块位于中央或内侧象限，且存在腋窝淋巴结转移。

3）年龄 ≤ 35 岁，且存在腋窝淋巴结转移。

4）治疗前影像学诊断内乳淋巴结转移可能较大或者经病理证实为内乳淋巴结转移。

（2）腋窝淋巴结区预防性照射：已经行完整清扫的腋窝淋巴结范围，术后无须再行预防性照射。前哨淋巴结阳性但没有接受完整腋窝清扫的患者，原则上，符合 Z0011 研究入组条件的患者，建议采用乳房高位切线野照射，也可参考权威的前哨淋巴结预测列线图，如 http://www3.mdanderson.org/app/medcalc/bc_nomogram2/index.cfm？pagename=nsln，列线图参数综合了患者年龄、T 分期、前哨淋巴结活检数目和前哨淋巴结阳性数目、分子分型、组织学分级和脉管侵犯等预后因素。如果预测非前哨淋巴结转移概率超过 25%~30%，建议将完整的腋窝淋巴结包括在区域淋巴结照射范围内。

（3）腋窝淋巴结阴性的"高危"患者：在 EORTC 22922-10925 和 MA20 研究中，都包含有不同比例的淋巴结阴性的"高危"患者，这些高危因素包括：原发肿块位于中央或内侧象限，组织学Ⅲ级，激素受体阴性，广泛脉管癌栓和年轻等因素。但因为研究并没有针对这类淋巴结阴性的"高危"人群给予额外的结论，所以目前临床实践可以参考这些危险因素来帮助决策是否需要补充区域淋巴结照射。

（4）腋窝放疗：AMAROS研究经过长期随访证实，在前哨淋巴结阳性且未做腋窝淋巴结清扫的患者中，腋窝放疗可以获得和腋窝淋巴结清扫相似的腋窝控制率，而且腋窝放疗的上肢淋巴水肿发生率显著低于腋窝淋巴结清扫。因此，在腋窝淋巴结清扫结果不影响治疗策略的情况下，在前哨淋巴结阳性的患者中可以考虑以腋窝放疗替代腋窝淋巴结清扫。

（5）Ⅱ期患者的区域淋巴结放疗：目前尚无单纯针对Ⅱ期患者的区域淋巴结放疗获益的Ⅲ期随机对照临床试验结果可以参考，但是大部分已发表的术后辅助放疗的临床研究和荟萃分析均支持N1患者可以从区域淋巴结放疗中显著获益。

8　乳腺癌重建术后患者的术后放疗指征需遵循同期别的乳房切除术后患者。自体组织重建患者的放疗后并发症发生率低于含假体重建的患者。对于采用扩张器—永久性假体二步法重建的患者，扩张器替换成永久性假体在术后放疗之前或之后的时序没有绝对定论，取决于多学科团队对技术的熟悉程度和经验。

9　在联合区域淋巴结放疗的患者中，患侧全乳/胸壁和区域淋巴结的术后辅助放疗剂量目前仍推荐50Gy/25次，保乳术后患者应该对瘤床加量10~16Gy/5~8次。国内已有单中心前瞻性Ⅲ期临床研究证实在乳房切除术后患者，包括锁骨上淋巴结和胸壁的术后放疗大分割方案可以获得与常规分割方案相似的疗效[50]。推荐在临床实践中，包含区域淋巴结的非常规分割方案在临床研究的框架下进行。在测算生物等效剂量时，应同时考虑肿瘤控制和更复杂的正常组织耐受性。

10　需要接受术后辅助化疗的患者，术后放疗建议在完成化疗后开始。APBI 患者由于放疗疗程非常短，如果同时有辅助化疗适应证，也可以将辅助化疗放到放疗结束后开始。内分泌治疗可以与放疗同时进行。抗 HER-2 靶向治疗患者，只要开始放疗前心功能正常则曲妥珠单抗单药可以与放疗同时使用；左侧患者需要运用精准放射治疗技术，尽可能降低心脏照射体积剂量。曲妥珠单抗联合帕妥珠单抗的双靶治疗与放疗的联合，可遵循曲妥珠单抗辅助治疗的原则，考虑到心脏事件随访时间尚不如曲妥珠单抗单药联合放疗充分，临床实践中还需要更多关注这部分患者的心脏安全性。

四、晚期乳腺癌的解救治疗

（一）晚期乳腺癌的检查及评估

	基本原则	
一般状况评估	1. 既往史[1] 2. 体格检查 3. 血液学检查 4. 评估主要脏器功能（包括肝、肾、心脏[2]） 5. 心理评估及疏导	
确诊性检查	1. 原发灶病理会诊[3] 2. 转移病灶病理活检[3] 3. 胸部 CT 4. 腹部超声[4] 5. 盆腔超声[4] 6. 骨扫描[5] 7. 可疑转移部位的影像学筛查及进一步检查[6, 7] 8. PET-CT 检查[7]	

【注释】

1. 应详细询问患者既往治疗史，包括患者术前新辅助、术后辅助治疗和复发转移阶段。询问详细的化疗方案、剂量、周期、疗效评价和停药原因；内分泌治疗药物、剂量、疗效评价和停药原因；既往放疗靶区、治疗射线、剂量和疗效等重要信息。

2. 计划进行含蒽环类化疗药、曲妥珠单抗、帕妥珠单抗药物治疗的患者，尤其是高龄、有高血压、心血管病史，治疗前应进行充分的心功能的评估，以决定是否使用及合理药物和剂量。

3. 复发转移患者，尽可能对原发灶的病理情况再次确认，必要时对复发病灶进行再活检病理检测。特别是既往肿瘤 ER、PR、HER-2 状态未知，或检查结果为阴性、或 HER-2（2+）未行 FISH 检测。

4. 对腹腔、盆腔超声检查存在可疑病灶的患者，建议行腹、盆腔 CT 或 MRI 检查。

5. 骨放射性核素扫描（ECT）是最常用的骨转移初筛方法。对有症状骨及 ECT 异常的长骨及承重骨推荐行相应部位的 X 线、CT 或 MRI 检查进一步明确。乳腺癌骨转移及骨相关疾病的诊疗详见《乳腺癌骨转移和骨相关疾病临床诊疗专家共识（2014 版）》[1]。

6. 存在中枢神经系统症状或体征时，应行头颅增强 CT 或 MRI 检查，部分无症状三阴性、HER-2 阳性或淋巴结转移较多的高危术后患者，或复发转移疾病进展迅速者，可考虑定期头颅影像检查。

7. 全身 PET-CT 检查有助于明确有无全身转移灶，当需要明确判断是否为多发病灶时，可考虑选择 PET-CT 检查。但作为复发转移性乳腺癌患者，解救治疗前基线检测时，仍需要行 CT 或

MRI 检查，以便于以后治疗疗效评估。不建议将 PET-CT 作为评估治疗疗效的常规手段。

8 晚期乳腺癌治疗需定期行疗效评价，评价标准可参照 RECIST（1.1 版）。评价的周期和疗效判定应结合患者病情及症状变化和治疗手段。一般每周期应行安全性评估，包括血液学检查，评估治疗耐受性；原则上每两个周期对目标病灶进行影像学检查。

9 晚期乳腺癌治疗过程中，肿瘤标志物是评价治疗反应的辅助指标，其动态变化能够帮助判断病情变化。肿瘤标志物升高，可能是肿瘤进展的表现，也可能是治疗有效的一过性表现，因此建议 1 个月后复查，并结合患者症状和影像学检查综合判断，决定是否调整治疗方案。注意，单纯肿瘤标记物升高不能作为更改治疗方案的依据。

（二）HER-2 阳性晚期乳腺癌的治疗

分层	I 级推荐	II 级推荐	III 级推荐
1. 未用过曲妥珠单抗[2]； 2. 曾用曲妥珠单抗但符合再使用[3]	1. THP （紫杉类 + 曲妥珠单抗 + 帕妥珠单抗）（1A） 2. TXH （紫杉类 + 卡培他滨 + 曲妥珠单抗）（1A）	曲妥珠单抗联合化疗（2A） 包括：紫杉类、 长春瑞滨、 卡培他滨等	1. 吡咯替尼 + 卡培他滨（2B） 2. 曲妥珠单抗 + 帕妥珠单抗 + 其他化疗（2B）
曲妥珠单抗治疗失败[4]	吡咯替尼 + 卡培他滨（1A）	1. T-DM1（1A） 2. 拉帕替尼 + 卡培他滨（2B）	1. 吡咯替尼单药 2. TKI 联合其他化疗（2B） 3. 曲妥珠单抗联合其他化疗（2B）

注 1：靶向 HER-2 药物包括抗体类：H. 曲妥珠单抗；P. 帕妥珠单抗

TKI（酪氨酸激酶抑制剂）：吡咯替尼、拉帕替尼

注 2：化疗药物包括 T：紫杉类药物，含白蛋白紫杉醇、多西他赛、紫杉醇；X：卡培他滨

【注释】

1 应充分告知所有 HER-2 阳性复发转移乳腺癌患者，及时接受 HER-2 靶向治疗的获益及必要性。

2 未用曲妥珠单抗

   （1）治疗的首选应该是曲妥珠单抗为基础的治疗，根据患者激素受体情况、既往（新）辅助治疗用药情况，选择合理的联合治疗方案。

   （2）H0648g 和 M77001 研究证实，在紫杉类基础上联合曲妥珠单抗治疗，能够显著提高 PFS 和 OS，确立了曲妥珠单抗联合紫杉类在一线标准治疗的地位[51, 52]。CHAT 研究证实，对于能够耐受双药化疗的患者，曲妥珠单抗联合多西他赛加卡培他滨，比曲妥珠单抗联合多西他赛效果更好，尤其适用于考虑维持治疗的患者[53]。HERNATA 研究证实曲妥珠单抗联合长春瑞滨也能取得相似疗效[54]。紫杉类药物治疗失败的患者，曲妥珠单抗还可以联合卡培他滨[55]。曲妥珠单抗联合紫杉醇加卡铂，疗效优于曲妥珠单抗联合紫杉醇[56]。

   （3）CLEOPATRA 研究[57]证实，多西他赛联合帕妥珠单抗、曲妥珠单抗双靶向治疗较多西他赛联合曲妥珠单抗单靶治疗，可明显延长 PFS 和 OS，成为 HER-2 阳性既往曲妥珠单抗和紫杉类治疗未失败患者的首选治疗方案。

3 曲妥珠单抗的再使用人群为：①新辅助治疗有效；②辅助治疗结束 1 年以后复发；③解救治疗有效后停药。

4 曲妥珠单抗治疗失败

（1）曲妥珠单抗治疗进展后，持续抑制 HER-2 通路能够持续带来生存获益。因此一线曲妥珠单抗病情进展后，推荐二线继续使用抗 HER-2 靶向治疗。

（2）PHENIX 研究[58]结果显示，在紫杉类和曲妥珠单抗治疗失败的患者，吡咯替尼联合卡培他滨，较单用卡培他滨可提高 ORR 和 PFS，因此，专家推荐吡咯替尼联合卡培他滨，用于治疗曲妥珠单抗和紫杉类失败的患者。同时，在安慰剂联合卡培他滨治疗组中 71 例患者在疾病进展后序贯接受吡咯替尼单药治疗，仍然可以有较好的获益，中位 PFS 为 5.5 个月（95%CI=4.1~6.9），ORR 为 38%，因此专家组认为，吡咯替尼单药也可作为曲妥珠单抗失败的后续治疗选择之一。吡咯替尼 II 期临床研究[59]，纳入了部分既往未使用过曲妥珠单抗的患者，因此专家组同意对于既往曲妥珠单抗未失败的患者，也可考虑应用吡咯替尼联合卡培他滨治疗。

（3）EMILIA 研究[60]证实，相对于拉帕替尼联合卡培他滨，单药 T-DM1 治疗有显著的 PFS 和 OS 获益，因此该方案是国际上标准的抗 HER-2 二线治疗方案。

（4）根据 EGF100151 研究和 GBG26 研究的结果，曲妥珠单抗进展后，患者可考虑的治疗策略有：拉帕替尼联合卡培他滨治疗[61]；或继续使用曲妥珠单抗，更换其他化疗药物[62]。对于无法耐受化疗的患者，EGF104900 研究证实拉帕替尼单药联合曲妥珠单抗治疗也是可行的策略[63]。

5　HER-2 阳性、激素受体阳性的复发转移乳腺癌，优先考虑抗 HER-2 治疗联合化疗；部分不适合化疗或进展缓慢的患者如果考虑联合内分泌治疗，可在 HER-2 靶向治疗的基础上联合内分泌治疗[64, 65]。有研究显示，抗 HER-2 靶向治疗联合内分泌 +CDK4/6 抑制剂具有一定的疗效，因此部分患者也可以选择靶向联合"内分泌 +"的治疗策略。HER-2 靶向治疗联合化疗达到疾病稳定的患者，化疗停止后，可考虑使用 HER-2 靶向治疗联合内分泌的维持治疗。

6. 患者接受曲妥珠单抗（± 帕妥珠单抗）联合化疗时，有效化疗应持续至少 6~8 个周期，同时取决于肿瘤疗效和患者对化疗的耐受程度。化疗停止后，建议继续曲妥珠单抗（± 帕妥珠单抗）维持治疗。如患者获得完全缓解，HER-2 靶向治疗持续时间应权衡治疗毒性、经济负担等情况，也可以在病情完全缓解后 2~3 年，部分患者暂停抗 HER-2 治疗，病情再度进展后可恢复使用以前曾获益的抗 HER-2 药物治疗。

7. HER-2 阳性晚期乳腺癌治疗过程中出现脑转移，如果颅外病灶未进展，经有效的脑转移局部治疗后，应继续抗 HER-2 靶向治疗，可考虑继续使用原靶向治疗方案，或更换为 TKI 药物。

8. HER-2 阳性复发转移乳腺癌患者三线及三线以后的治疗：
对于体力状态评分较好的患者，可以选择既往未使用过的方案；对于无法耐受进一步治疗的患者，考虑姑息治疗或参加临床研究。

复发转移乳腺癌曲妥珠单抗联用的方案

方案	剂量	用药时间	时间及周期
THP（紫杉类联合曲妥珠单抗联合帕妥珠单抗）			
多西他赛	$75mg/m^2$	d1	1/21d
或白蛋白紫杉醇	$100{\sim}150mg/m^2$	d1	1/7d
或紫杉醇	$80mg/m^2$	d1	1/7d
曲妥珠单抗	初始 8mg/kg，后续 6mg/kg	d1	1/21d
帕妥珠单抗	初始 840mg，后续 420mg	d1	1/21d
TXH			
多西他赛	$75mg/m^2$	d1	1/21d
卡培他滨	$1\,000mg/m^2$，b.i.d.	d1~14	1/21d
曲妥珠单抗	初始 8mg/kg，后续 6mg/kg	d1	1/21d
TH（紫杉类联合曲妥珠单抗）			
白蛋白紫杉醇联合曲妥珠单抗			
白蛋白紫杉醇	$100{\sim}150mg/m^2$	d1	1/7d
曲妥珠单抗	初始 4mg/kg，后续 2mg/kg	d1	1/7d
多西他赛联合曲妥珠单抗			
多西他赛	$75mg/m^2$	d1	1/21d
曲妥珠单抗	初始 8mg/kg，后续 6mg/kg	d1	1/21d
NH			
长春瑞滨	$25mg/m^2$	d1	1/7d
曲妥珠单抗	初始 4mg/kg，后续 2mg/kg	d1	1/7d

曲妥珠单抗失败后的方案

方案	剂量	用药时间	时间及周期
吡咯替尼 + 卡培他滨			
吡咯替尼	400mg	每天	每天
卡培他滨	$1\,000mg/m^2$，b.i.d.	d1~14	1/21d
拉帕替尼 + 卡培他滨			
拉帕替尼	1 250mg	每天	每天
卡培他滨	$1\,000mg/m^2$，b.i.d.	d1~14	1/21d
T-DM1			
T-DM1	3.6mg/kg	d1	1/21d
拉帕替尼 + 曲妥珠单抗			
拉帕替尼	1 250mg	每天	每天
曲妥珠单抗	8mg/kg，后续 6mg/kg	d1	1/21d

（三）HER-2 阴性晚期乳腺癌的解救化疗 [1, 2]

分层	Ⅰ级推荐	Ⅱ级推荐	Ⅲ级推荐
蒽环类治疗失败 [3]	1. 单药紫杉类 　白蛋白紫杉醇（1A） 　多西他赛（2A） 　紫杉醇（2A） 2. 联合化疗 　TX 方案（1A） 　GT 方案（1A） 　TP 方案（2A）	1. 单药化疗 　卡培他滨（2A） 　长春瑞滨（2A） 　吉西他滨（2A） 　依托泊苷（2B） 2. 联合化疗 　紫杉类 + 贝伐珠单抗（2B）	多柔比星脂质体 [9]（2B） 紫杉醇脂质体（2B）
蒽环类和紫杉类治疗失败 [3]	1. 单药方案 　卡培他滨（2A） 　长春瑞滨（2A） 　吉西他滨（2A） 2. 联合方案 　NP 方案 4（2A） 　GP 方案 4（2A） 　NX 方案（2A）	1. 单药化疗 　艾立布林 7（2B） 　白蛋白紫杉醇（2B） 　依托泊苷（2B） 2. 联合化疗 　卡培他滨 + 贝伐珠单抗（2B） 　白蛋白紫杉醇 + 其他化疗（2B） 　优替德隆 + 卡培他滨 [8]（2B）	多柔比星脂质体 [9]（2B） 紫杉醇脂质体（2B）

注：T：紫杉类药物，包括白蛋白紫杉醇、多西他赛、紫杉醇；X：卡培他滨；G：吉西他滨；N：长春瑞滨；P：铂类，包括卡铂、顺铂

【注释】

1　解救化疗的适应证，具备以下 1 个因素即可考虑首选化疗

（1）激素受体阴性。

（2）有症状的内脏转移。

（3）激素受体阳性，但对内分泌治疗耐药。

2　解救化疗的治疗原则

（1）推荐的首选化疗方案包括单药化疗或联合化疗。与单药化疗相比，联合化疗通常有更高的客观缓解率和无疾病进展时间，然而联合化疗的毒性较大且生存获益有限，因此，仅需要使肿瘤迅速缩小或症状迅速缓解的患者才选择联合化疗，而以耐受性和生活质量作为优先考虑因素的患者，首先选择单药化疗。

（2）对于既往蒽环类术前 / 辅助治疗失败的复发转移性乳腺癌患者，通常优选紫杉类药物为基础的方案，一线治疗可选择单药或者联合方案[66-68]。其他可选的药物包括卡培他滨[69]、吉西他滨[70]、长春瑞滨[71]、多柔比星脂质体、紫杉醇脂质体等。

（3）对于蒽环类和紫杉类术前 / 辅助治疗均失败的复发转移性乳腺癌患者，目前并无标准的化疗方案，可以考虑的药物有卡培他滨、长春瑞滨、吉西他滨、铂类、艾立布林、优替德隆、另一类紫杉（如白蛋白紫杉醇等）和多柔比星脂质体药物，可以考虑单药或联合方案[72, 73]。

(4) 每个方案的持续时间（周期数）和能否接受多线化疗，应根据患者的具体情况进行个体化选择。对于联合化疗有效的患者，完成 6~8 个周期数后，可考虑维持治疗策略[74]。

3　紫杉类（蒽环类）治疗失败的定义，是紫杉类（蒽环类）药物解救治疗过程中发生疾病进展（至少完成两个周期），或辅助治疗结束后 12 个月内发生复发转移。

以下患者可考虑紫杉类药物再使用：①紫杉类药物新辅助治疗有效；②紫杉类药物辅助治疗结束 1 年以后复发；③紫杉类药物解救治疗有效后停药[75]。

4　CBCSG 006[73]、TNT[76] 等研究提示，铂类在三阴性乳腺癌中具有较高的有效率，含铂方案可作为三阴性乳腺癌解救化疗的选择之一，特别是有 *BRCA 1/2* 突变的患者。

5　Impassion 130 研究[77, 78]显示，PD-L1 抗体联合白蛋白紫杉醇一线治疗转移性或不可切除局部晚期三阴性乳腺癌，可显著提高 PFS，特别是在 PD-L1 表达阳性的人群中，取得了 OS 的获益，因此专家组鼓励，三阴性晚期乳腺癌患者积极参与免疫检查点抑制剂相关的临床研究。

6　OlympiAD 研究[79]显示，对于存在 *BRCA 1/2* 胚系突变的 HER-2 阴性晚期乳腺癌患者，奥拉帕利相较于化疗可显著延长 PFS（7 个月 vs 4.2 个月），因此专家组普遍同意存在 *BRCA1/2* 胚系突变的患者可以接受奥拉帕利的治疗，或积极入组临床研究。

7　304 研究[80]显示，对于蒽环类和紫杉类治疗失败的晚期乳腺癌患者，艾立布林较长春瑞滨可明显延长 PFS 和 ORR，且不良事件发生率相似，成为蒽环类和紫杉类失败的晚期乳腺癌新的治疗选择。

8　BG01-1312L 研究[81]显示，对于蒽环类和紫杉类治疗失败的晚期乳腺癌，优替德隆联合卡培他滨对比卡培他滨单药可明显延长 PFS 和 OS，为蒽环类和紫杉类失败的晚期乳腺癌提供了新的治疗机会。

9 多柔比星脂质体在使用时，应充分了解患者既往蒽环类药物的使用剂量、疗效、疗程以及患者可能出现的不良反应，尤其是心脏毒性。

10 合适的化疗剂量和治疗周期

（1）指南推荐标准的药物剂量是基于临床研究的有效性和安全性数据，所以专家组建议应该选择标准的药物剂量，而不要随意降低开始使用剂量。但也要注意，临床实践中患者的具体情况，如年龄、一般状况、既往用药和目前身体指标与纳入临床研究的受试者不同，选择方案时要注意患者是否能耐受标准剂量，而且所有临床研究都有严格的方案调整和减量原则，所以临床实践中一定要密切观察每个患者的疗效和不良反应，并根据疗效和毒性及时合理地调整治疗，以确保安全、有效治疗。

（2）关于合理的治疗周期，有限的资料显示，持续的化疗相对于短期化疗更能延长无进展生存期，甚至总生存，但究竟应该采用长期化疗还是短期化疗（6~8 个周期）后停药或维持治疗，需权衡疗效、药物不良反应和患者生活质量而决定。

11 维持治疗

复发转移乳腺癌的治愈很难，需要采取"细水长流、延年益寿"的策略，选择最佳的一线治疗，可以是内分泌治疗、化疗（或联合分子靶向治疗），有效患者可以考虑合理的维持治疗。联合化疗有效的患者，如果因为不良反应不能继续耐受联合化疗者，可以考虑原先联合方案中其中一个单药进行维持治疗，以尽量延长疾病控制时间。维持化疗的理想选择，应该是单药治疗有效、相对低毒、便于长期使用，如口服的化疗药物卡培他滨、长春瑞滨等。激素受体阳性的患者的后续治疗还可以选择内分泌治疗作为维持手段。

¹² 姑息治疗

复发转移乳腺癌的治疗，如果连续 3 种化疗方案无缓解，或患者 ECOG 体力状态评分 ≥ 3，则不再建议化疗，可以考虑温和的内分泌治疗和分子靶向治疗，或者仅给予最佳支持治疗，或者参加新药临床研究。因为这种情况再不断更换化疗方案对于患者没有意义。这里的化疗方案无缓解，指未曾从以往化疗方案中获益，甚至从未获得过缓解，而不包括在化疗后获得缓解停药后再出现病情进展。

晚期乳腺癌的解救治疗

复发或转移性乳腺癌常用的单药化疗方案

方案	剂量	用药时间	时间及周期
白蛋白紫杉醇	$100 \sim 150mg/m^2$	d1	1/7d
多西他赛	$75mg/m^2$	d1	1/21d
紫杉醇	$80mg/m^2$	d1	1/7d
卡培他滨	$1\ 000mg/m^2$，b.i.d.	d1~14	1/21d
吉西他滨	$1\ 000mg/m^2$	d1、8 或 d1、8、15	1/21d 1/28d
长春瑞滨	$25mg/m^2$ 或 口服（长春瑞滨软胶囊） 前 3 周 $60\ mg/m^2$ 如果耐受好，则后续 $80mg/m^2$	d1、8 或 d1、8、15	1/21d 1/28d
表柔比星	$60 \sim 90mg/m^2$	d1	1/21d
多柔比星	$50mg/m^2$	d1	1/21d
艾立布林	$1.4mg/m^2$	d1、8	1/21d
多柔比星脂质体	$30 \sim 50mg/m^2$	d1	1/21d
紫杉醇脂质体	$175mg/m^2$	d1	1/21d

复发或转移性乳腺癌常用的联合化疗方案

方案	剂量	用药时间	时间及周期
TX（紫杉类联合卡培他滨）			
多西他赛	$75mg/m^2$	d1	1/21d
或白蛋白紫杉醇	$100\sim150mg/m^2$	d1	1/7d
卡培他滨	$1\,000mg/m^2$，b.i.d.	d1~14	1/21d
GT			
吉西他滨	$1\,000mg/m^2$	d1、8	1/21d
紫杉醇	$175mg/m^2$	d1	1/21d
NX			
长春瑞滨	$25mg/m^2$	d1、8	1/21d
卡培他滨	$1\,000mg/m^2$，b.i.d.	d1~14	1/21d
NP			
长春瑞滨	$25mg/m^2$	d1、8	1/21d
顺铂	$75mg/m^2$	分 d1~3	1/21d
或卡铂	AUC 2	d1、8	

复发或转移性乳腺癌常用的联合化疗方案（续表）

方案	剂量	用药时间	时间及周期
GP			
吉西他滨	$1\,000mg/m^2$	d1、8	1/21d
顺铂	$75mg/m^2$	分 d1~3	1/21d
或卡铂	AUC 2	d1、8	1/21d
T+ 贝伐珠单抗			
白蛋白紫杉醇	$100~150mg/m^2$	d1	1/7d
贝伐珠单抗	10mg/kg	d1	1/21d
X+ 贝伐珠单抗			
卡培他滨	$1\,000mg/m^2$，b.i.d.	d1~14	1/21d
贝伐珠单抗	10mg/kg	d1	1/21d

（四）激素受体阳性晚期乳腺癌的内分泌治疗 [1]

绝经后激素受体阳性晚期乳腺癌内分泌治疗 [2]

分层	Ⅰ级推荐	Ⅱ级推荐	Ⅲ级推荐
未经内分泌治疗	AI+CDK4/6 抑制剂 [5]（1A）	1. AI [3]（1A） 2. 氟维司群 [4]（1A）	TAM（2B）
TAM治疗失败	1. AI+CDK4/6 抑制剂 [5]（1A） 2. AI+HDAC 抑制剂 [9]（1A） 3. 氟维司群 +CDK4/6 抑制剂 [8]（1B）	1. AI [3]（1A） 2. 氟维司群 [6]（1A）	
非甾体类 AI治疗失败	1. 甾体类 AI+HDAC 抑制剂 [9]（1A） 2. 氟维司群 +CDK4/6 抑制剂 [8]（1A）	1. 甾体类 AI+CDK4/6 抑制剂（2A） 2. 氟维司群（2A）[7] 3. 甾体类 AI+ 依维莫司（1B）[10]	1. 甾体类 AI [11]（2B） 2. TAM 或托瑞米芬 [12]（2B） 3. 孕激素 [12]（2B）
甾体类 AI治疗失败	氟维司群 +CDK4/6 抑制剂 [8]（1A）	1. 氟维司群（2A）[7] 2. 非甾体类 AI+CDK4/6 抑制剂（2A）	1. 非甾体类 AI [11]（2B） 2. TAM 或托瑞米芬 [12]（2B） 3. 孕激素 [12]（2B）

绝经前激素受体阳性晚期乳腺癌患者内分泌治疗策略

可采取有效的卵巢功能抑制手段，如药物卵巢功能抑制：包括戈舍瑞林、亮丙瑞林，或卵巢手术切除随后遵循绝经后患者内分泌治疗指南。

*乳腺癌内分泌药物用法及用量：

1）枸橼酸他莫昔芬：10mg，2 次 /d，口服。
　　枸橼酸托瑞米芬：60mg，1 次 /d，口服。

2）芳香化酶抑制剂（AI）
　　阿那曲唑：1mg，1 次 /d，口服。
　　来曲唑：2.5mg，1 次 /d，口服。
　　依西美坦：25mg，1 次 /d，口服。

3）氟维司群：500mg，肌内注射，每 4 周注射 1 次。

4）CDK 4/6 抑制剂
　　哌柏西利，125mg，口服，1 次 /d，服 21 天，停 7 天。

5）HDAC 抑制剂
　　西达本胺，30mg，口服，每周 2 次（两次服药间隔不应少于 3 天，如周一、周四）。

6）孕激素：甲羟孕酮，0.5g，2 次 /d，口服。

【注释】

1. 晚期乳腺癌内分泌治疗的适合人群：
    （1）原发病灶或复发转移病灶病理检查激素受体（ER/PR）阳性。
    （2）肿瘤进展缓慢。
    （3）既往内分泌治疗获益，包括术后辅助治疗足疗程结束后进展，或辅助治疗中无疾病进展期长（如2年以上），和复发转移治疗曾经获益的患者。
    （4）已有数据显示，内分泌联合靶向治疗的疾病控制率和无进展生存期并不亚于化疗，因此专家认为，即使对于一些肿瘤负荷较大的乳腺癌患者（如伴有内脏转移），内分泌联合靶向治疗（CDK4/6抑制剂、HADC抑制剂）也可作为治疗选择。

2. 复发转移乳腺癌选择一线内分泌治疗，需考虑患者的辅助治疗方案，无病间期，复发/转移的疾病负荷选择治疗方案。

3. 北美试验、TARGET试验等研究[82]的结果证实，在晚期乳腺癌的一线内分泌治疗中，第三代芳香化酶抑制剂较TAM延长了无疾病进展时间，提高了客观缓解率。对于绝经后、激素受体阳性晚期未经内分泌治疗的患者，或TAM辅助内分泌治疗失败的患者，晚期一线内分泌治疗推荐选择第三代芳香化酶抑制剂。

4. Ⅲ期的FALCON研究[83]证实，晚期未经内分泌治疗的患者，氟维司群较第三代AI延长了无疾病进展时间，差异具有统计学意义。因此，晚期一线内分泌治疗可以推荐选择氟维司群。

5　PALOMA-1 研究[84]结果表明，来曲唑联合 CDK4/6 抑制剂（Palbociclib）相比单药来曲唑，显著提高了无进展生存（PFS），其中有约 65% 患者未接受过内分泌治疗，约 30% 患者接受了辅助 TAM 治疗。PALOMA-2 研究[85]进一步证实上述结论（联合组 PFS 24.8 个月 vs. 单药组 14.5 个月，HR=0.58，P<0.001），其中有约 43% 患者未经内分泌治疗，约 47% 患者接受过辅助 TAM 治疗。MONALEESA-2 研究[86]结果显示，来曲唑联合 CDK4/6 抑制剂（Ribociclib）相比单药来曲唑显著提高 PFS，其中约 48% 患者未经内分泌治疗，42% 接受过辅助 TAM 治疗。我国已批准上市第一个 CDK 4/6 抑制剂，专家组认为其可作为晚期内分泌联合治疗的选择之一。

6　0020/0021 研究证实，氟维司群 250mg 在抗雌激素治疗失败的患者治疗中与 AI 疗效等效。Global CONFIRM[87]及 China CONFIRM[88]证实，在经内分泌治疗（分别有 55% 和 57.5% 的患者为 TAM 治疗后）的绝经后 HR+ 乳腺癌患者中，氟维司群 500mg 的疗效优于 250mg。Ⅱ期的 FIRST 研究[89]显示，研究中完成辅助 TAM 治疗停药 >12 个月以上复发的患者，使用氟维司群 500mg 优于阿那曲唑。

7　Global CONFIRM[87]及 China CONFIRM[88]均包含了经 AI 治疗后复发 / 转移的晚期患者，其中 China CONFIRM 研究中经 AI 治疗亚组，证实氟维司群 500mg 对于 AI 治疗后患者的临床优势。

8　PALOMA-3 研究[90, 91]结果表明，既往内分泌治疗进展（包括 AI 或 TAM），包括辅助内分泌治疗中或停止治疗 12 个月内进展，或是复发转移阶段内分泌治疗中进展的患者，CDK4/6 抑制剂（Palbociclib）联合氟维司群，较单独使用氟维司群可改善 PFS（9.5 个月 vs.4.6 个月），OS 可延长 6.9 个月，未达统计学差异；但在既往内分泌治疗敏感的亚组中，OS 显著延长了 10 个月，差异有统计学意义。MONARCH2 研究[92]中约有 70% 患者为经 AI 治疗进展，结论证实 CDK4/6 抑制剂（Abemaciclib）联合氟维司群，较单药氟维司群明显延长 PFS（16.4 个月 vs. 9.3 个月，HR=0.55，*P*<0.001）。

9   ACE 研究[93]结果表明，对于绝经后 HR+/HER-2-，既往接受过他莫昔芬和 / 或非甾体类 AI 治疗失败的晚期乳腺癌患者，HDAC 抑制剂西达本胺联合依西美坦，较依西美坦可显著延长 PFS（7.4 个月 vs 3.8 个月），客观缓解率和临床获益率方面也明显优于依西美坦。西达本胺乳腺癌适应证已获批，指南专家组推荐，西达本胺联合 AI，可用于治疗既往内分泌治疗失败的晚期乳腺癌。

10 BOLERO-2 研究[94]证实，在非甾体类 AI 治疗失败后，依西美坦联合依维莫司较单用依西美坦显著提高 PFS（7.8 个月 vs 3.2 个月）。因而联合方案可作为非甾体类 AI 失败后的选择，但临床应用中应注意可能出现的不良反应，包括最常见的口腔炎以及少见但严重的间质性肺炎，应酌情进行剂量调整。

11 对于完成 AI 辅助治疗停药大于 12 个月复发的患者可以使用 AIs；但对于停药 12 个月内复发，或晚期一线内分泌治疗使用 AI 后进展的患者，换用另一作用机制的 AI（如非甾体换用甾体类 AI），缺乏大型随机对照临床研究的结果。结合我国临床使用中的药物可及性等因素，可结合患者综合情况合理选择使用。

¹² AI治疗进展后晚期乳腺癌内分泌药物的选择，还包括孕激素（甲羟孕酮或甲地孕酮）、托瑞米芬、TAM等。缺乏大型随机对照临床研究的结果，但考虑临床药物可及性等因素，可结合患者综合情况合理选择使用。

¹³ 原则上不推荐内分泌和化疗联合使用，对于不适宜解救化疗的激素受体阳性、HER-2阳性患者，一线治疗可考虑内分泌联合靶向HER-2治疗（具体方案详见"晚期HER-2阳性靶向治疗"内容）。

¹⁴ 内分泌治疗获益的患者，尽可能持续治疗直至疾病进展，但也应注意评估药物长期使用的耐受性。

¹⁵ 晚期乳腺癌二线内分泌治疗的选择，应结合既往内分泌治疗用药及治疗反应情况，尽量不重复使用辅助治疗或复发/转移内分泌治疗使用过、并定义为耐药的药物。

¹⁶ 内分泌耐药的定义（注意：本定义应用于临床研究入组评估，在临床治疗选择中定义仅作参考）

    （1）原发内分泌耐药：辅助内分泌治疗时间小于2年复发，或晚期一线内分泌治疗小于6个月出现疾病进展。

    （2）继发性（获得性）内分泌耐药：辅助内分泌治疗时间大于2年且于停药后1年内复发的患者，或晚期一线内分泌治疗≥6个月出现疾病进展。

五、乳腺癌骨转移

（一）骨转移诊断

1. 乳腺癌患者，若出现骨痛等症状，或出现高钙血症、碱性磷酸酶升高、乳酸脱氢酶升高，或肿瘤标记物（如 CEA、CA153）异常升高；或其他影像检查发现存在可疑骨转移时，应及时行 ECT 等检查[2]，以判断是否存在骨转移。但仅仅骨扫描异常浓聚，不应作为骨转移诊断依据。

2. ECT 检查如发现异常浓聚，应对可疑部位行 CT 或 X 线摄片检查，以判断是否存在骨破坏[3]。

3. MRI 扫描敏感性高于 CT，但特异性低于 CT，MRI 在判断神经血管受压迫、椎体累及范围和脊柱稳定性方面优势更明确，对于了解骨转移的手术和放疗适应证很重要。但单纯 MRI 异常不足以诊断骨转移，应结合其他检查帮助判断，且 MRI 也不应作为骨转移疗效依据。

4. 骨活检病理检查能帮助确诊乳腺癌骨转移，针对临床可疑骨转移，尤其是那些单发骨病灶者，应进行骨活检[4]以明确诊断。

(二) 骨转移治疗

基本原则
1. 根据分类治疗原则决定全身抗肿瘤药物治疗 [7]
2. 合理使用骨改良药 [8] 　唑来膦酸或伊班膦酸（1A） 　地舒单抗（1B） 　其他膦酸盐类药物（1B）
3. 手术治疗 [9]
4. 局部放疗 [10]

（三）骨改良药物推荐[8]

I 级推荐	II 级推荐	III 级推荐
唑来膦酸（1A） 伊班膦酸（2A）	地舒单抗（1B） 负荷剂量伊班膦酸（2A） 帕米膦酸二钠（1B）	氯膦酸二钠（2B）

*乳腺癌骨转移骨改良药物用法：

1）唑来膦酸 4mg，静脉滴注 >15 分钟，每 3~4 周注射 1 次。

　对于骨转移病变稳定者，连用 2 年后可改为每 3 个月 1 次。

2）伊班膦酸 6mg，静脉滴注 >2 小时，每 3~4 周注射 1 次。

　　负荷剂量伊班膦酸：对疼痛较重急需改善生活质量者，可采用负荷剂量伊班膦酸：6mg/d，连续 3 天静注，以后每 3~4 周 1 次的常规用法。

3）地舒单抗 120mg，皮下注射治疗，每 4 周给药 1 次。

4）帕米膦酸二钠 60~90mg，静脉滴注，输注时间 >2 小时，每 3~4 周用药 1 次。

5）氯膦酸二钠 400mg/d，静脉滴注，连用 3 天，而后口服 1 600mg/d，共 3~4 周为 1 个周期。

【注释】

1. 临床研究关于骨相关事件（SREs）定义：出现新的骨痛或骨痛加剧、病理性骨折（椎体骨折、非椎体骨折）、椎体压缩或变形、脊髓压迫、骨放疗后症状（因骨痛或防治病理性骨折或脊髓压迫）及高钙血症。骨痛、骨损伤等SREs是乳腺癌骨转移常见的并发症，严重影响患者生活质量。这些都是影响患者自主活动能力和生活质量的主要因素。其中，脊髓压迫是肿瘤急症，需要及时组织肿瘤综合治疗专家和骨科专家进行会诊，并辅以皮质激素等脱水治疗，以尽快解除压迫，减少因脊髓压迫带来的肢体功能障碍乃至截瘫[1]。

2. 骨放射性核素扫描（ECT）是骨转移初筛诊断方法，ECT检查推荐用于乳腺癌出现骨痛、发生病理骨折、碱性磷酸酶升高或高钙血症等可疑骨转移的常规初筛，也可用于局部晚期乳腺癌（T3N1M0以上）和复发转移性乳腺癌的常规检查。骨ECT用作疗效评价时出现浓聚部位增多不一定是病情进展的表现，需加做CT骨窗，如原溶骨病灶转变为骨质钙化，新增部位也为骨质钙化表现者，应评价为治疗有效。如新增部位为溶骨性破坏，则可以判断为病情进展。

3. 骨CT、X线检查是临床诊断骨转移的主要影像学手段。对于骨ECT扫描异常的患者，应该针对可疑骨转移灶部位进行CT（骨窗）及X线检查，以确认骨转移情况，并了解骨破坏的严重程度。

4. 骨活检为有创检查，对影像学发现和临床不符时，建议针对可疑部位行骨活检以明确是否存在骨转移；对单发可疑病灶有条件患者也应该考虑行骨活检。

5 　PET-CT 具有与骨 ECT 扫描相似的灵敏度，但专家组认为目前 PET-CT 对于骨转移诊断的价值有待进一步研究，临床不作为常规推荐。

6 　乳腺癌骨转移多为溶骨性病变，有些患者在溶骨病变治疗后的修复，可以在影像学中表现为过度钙化而被误诊为成骨性改变，对这部分患者应追溯其首诊时的影像片（X 线或 CT）是否有溶骨性改变。仅骨 ECT 检查异常，或仅碱性磷酸酶或乳酸脱氢酶升高，MRI、CT 或 X 线未发现异常者，不能诊断骨转移。建议 3 个月内复查骨 ECT 或骨 CT，如浓聚部位增多者，进一步行确诊检查。骨转移的治疗效果评价，需要结合患者症状、肿瘤标记物和影像学改变综合分析，既要避免仅靠症状变化的主观判断，也要避免只看影像变化而忽视患者疼痛症状和生活质量变化。

7 　乳腺癌骨转移的治疗应以全身治疗为主，包括化疗、内分泌治疗、分子靶向治疗。全身治疗的选择要考虑患者肿瘤组织的激素受体（ER/PR）及 HER-2 情况，以及患者年龄、月经状态，还要考虑疾病进展是否缓慢。乳腺癌骨转移本身一般不直接构成生命威胁，不合并内脏转移的患者生存期相对较长，因此对激素受体阳性、疾病进展相对缓慢、非内分泌原发耐药的患者，应优先考虑内分泌治疗。对 ER 和 PR 阴性、术后无病间隔期短、疾病进展迅速或激素受体阳性对内分泌治疗原发耐药者，若单发骨转移或合并无症状内脏转移患者，优先考虑单药化疗，仅对需快速控制症状或合并有症状内脏转移的骨转移患者考虑联合化疗。对 HER-2 阳性骨转移患者，治疗原则与其他部位转移患者相同，应优先考虑联合抗 HER-2 治疗。

8 用药注意事项
　　（1）在使用双膦酸盐前，应该检测患者血清电解质水平，重点关注血肌酐、血清钙、磷酸盐、镁等指标。
　　（2）长期使用双膦酸盐联合治疗时，应每日补充钙和维生素 D，剂量为钙 1 200~1 500mg/d 及维生素 D3 每日 400~800IU。
　　（3）轻、中度肾功能不全（肌酐清除率 >30ml/min）的患者无须调整剂量，但严重肾功能不全（肌酐清除率 ≤ 30ml/min）的患者，应根据不同产品的说明书进行剂量调整或延长输注时间。肌酐清除率 <30ml/min 或透析患者，在接受地舒单抗治疗时应密切监测，以防低钙血症发生。
　　（4）文献报道少数患者在长期使用双膦酸盐后有发生下颌骨坏死的风险，所以使用双膦酸盐前应进行口腔检查，进行恰当的预防性治疗，用药期间应注意口腔清洁，并尽量避免拔牙等口腔手术。如用药期间无诱因或口腔操作后出现颌面部骨暴露、不能愈合，应尽早联系专科医生处理。
9 停药指征
　　（1）使用中监测到不良反应，且明确与骨改良药物相关；
　　（2）治疗过程中出现肿瘤恶化，出现其他脏器转移并危及生命；
　　（3）临床医生认为有必要停药时；
　　（4）经过治疗后骨痛缓解不是停药指征。

10 骨转移的手术治疗

治疗目的：解决神经压迫，减轻疼痛，恢复肢体功能，从而改善患者生活质量。应对骨转移患者密切随访观察，对具有潜在病理骨折的长骨是否需要手术做出恰当的判断，争取在骨折前、脊髓压迫前进行有效的外科治疗，切实提高患者的生活质量。

外科手术治疗乳腺癌骨转移的方法包括：单纯内固定术、病灶清除加内固定术、病灶切除加人工关节置换术、脊髓受压后的减压及脊柱稳定性的重建术。固定术治疗可考虑选择性用于治疗病理性骨折或因脊髓受压而减压后，预期生存时间 >3 个月的乳腺癌骨转移患者。预防性固定术治疗可考虑选择性用于股骨转移灶直径 >2.5cm，或股骨颈转移，或骨皮质破坏 >50%，预期生存时间 >3 个月的乳腺癌骨转移患者。

专家组建议骨转移患者在肿瘤控制综合治疗基础上，及时请骨科医生参与决定手术时机。Mirels 评分系统是长骨病理性骨折风险评估和手术适应证的重要参照，具体如下：

骨转移患者病理性骨折风险的 Mirels 评分系统[95]			
评分	1	2	3
转移灶部位	上肢	下肢	股骨转子
疼痛程度	轻度	中度	重度
影像表现	成骨为主	混合性	溶骨为主
皮质类及范围	<1/3	1/3~2/3	>2/3
根据 Mirels 评分系统估计的病理性骨折风险和手术建议			
≤ 7 分：≤ 10% 骨折风险，不建议手术			
8 分：15% 骨折风险，可以考虑固定或观察			
9 分：33% 骨折风险，建议预防性固定手术			
≥ 10 分：≥ 50% 骨折风险，建议预防性固定手术			

¹¹ 骨转移的放射治疗

治疗目的：缓解骨疼痛、减少病理性骨折的危险。

放射治疗方法包括体外照射与放射性核素治疗。体外照射是骨转移姑息治疗的常用有效方法。体外照射的主要适应证：有症状的骨转移灶，用于缓解疼痛及恢复功能；选择性用于负重部位骨转移的预防性放疗，如脊柱或股骨转移。外照射的剂量包括 30Gy/10 次、20Gy/5 次和 8Gy/1 次。急性止痛方面疗效相当，但是长疗程放疗对疼痛控制时间更长。临床上需要根据患者的预期生存时间和转移灶相关的正常组织耐受剂量来选择合适的分割剂量。有效的外照射可以在 2/3 的患者获得客观的止痛效果，在 1/3 患者可以获得疼痛的完全缓解。立体定向放疗对于合适的患者，可以提高照射剂量，并更好地保护正常组织。

放射性核素治疗对缓解全身广泛性骨转移疼痛有一定疗效，但是有些患者核素治疗后骨髓抑制发生率较高，而且恢复较缓慢，约需 12 周，可能会影响化疗的实施。因此，放射性核素治疗的临床使用应充分考虑选择合适的病例和恰当的时机。

六、乳腺癌脑转移

（一）脑转移临床表现

脑转移[1]包括脑实质转移和脑膜转移。

脑实质转移临床表现主要有颅内压升高和神经功能障碍。颅内压升高的主要症状和体征是头痛、呕吐和视神经盘水肿，此外还可出现血压升高、视物障碍、意识障碍、排便失禁等。由于脑转移瘤部位不同，可产生不同的定位症状和体征，如可能会有精神症状、癫痫发作、局部肢体感觉和／或运动障碍，失语症、视野损害等。

脑膜转移常见脑膜刺激症状，表现为头痛、呕吐、颈项强直、认知障碍、意识模糊、癫痫发作等。可能伴有脑神经受损表现，颅内压增高表现。如果同时伴有脊膜播散，还可出现脊髓和脊神经根刺激表现，如神经根性疼痛、节段性感觉缺损等。

（二）脑转移诊断基本原则

基本原则
1. 头颅增强 MRI 检查，对微小病灶、水肿和脑膜转移较增强 CT 更敏感，应作为脑转移诊断首选的影像学检查方法。有头颅 MRI 检查禁忌的患者可行增强 CT 检查。
2. PET-CT 能够反映肿瘤及正常组织的代谢差异，有助于肿瘤诊断，但是对脑内较小的转移灶并不敏感，临床诊断应结合头颅增强 MRI 或增强 CT 扫描。
3. 有中枢神经转移症状，但 MRI/CT 未发现颅内占位病变者，应行腰穿检查，不仅可以测脑脊液压力，还应对脑脊液进行常规、生化和细胞学检查。但颅内高压患者进行脑脊液检查，需警惕有脑疝发生的可能。

（三）脑转移治疗

　　乳腺癌脑转移的治疗目的是治疗转移病灶、改善患者症状、提高生活质量，最大限度延长患者生存时间。乳腺癌脑转移治疗手段包括手术、放疗、药物治疗和对症支持治疗。总体治疗原则是在充分评估全身情况的前提下，优先考虑针对脑转移的手术和 / 或放疗，同时合理考虑全身治疗。放疗主要包括全脑放疗（whole brain radiotherapy，WBRT）和立体定向放疗（stereotactic radiotherapy，SRT）。治疗目的是控制脑转移病灶、改善患者症状、提高生活质量，最大限度延长患者生存期。

分层	I 级推荐	II 级推荐
有限脑转移病灶数目[2]	1. 颅外疾病控制好，KPS ≥ 60 分 （1）手术切除（1A），术后残腔部位进行 SRT （2）对不需要手术或者活检证实转移灶的患者，可直接选择 SRT 2. 颅外疾病控制差，KPS 评分低 　全脑放疗（2A） 　支持治疗（2A）	1. 直径 ≤ 3.5cm 病灶，考虑 SRT（1B） 2. 无法手术考虑 SRT（1B） 3. HER-2 阳性患者，局部症状可控，可以首先考虑抗 HER-2 药物治疗（2B） 4. 全脑放疗（含海马回保护）
弥散脑转移病灶	全脑放疗（含海马回保护）（1A）	HER-2 阳性患者，局部症状可控，可以首先考虑抗 HER-2 药物治疗（2B）
脑膜转移	放射治疗（2A）	鞘内注射（2B）

【注释】

[1] 晚期乳腺癌可以发生脑转移，且呈上升趋势，主要原因是乳腺癌全身治疗疗效提高，患者生存期延长；另外，脑磁共振检查的应用，也发现更多的无症状脑转移患者。不同类型乳腺癌脑转移发生率不同，通常三阴性乳腺癌、HER-2 阳性乳腺癌发生脑转移风险相对较高，提示在临床工作中，对此类患者应警惕脑转移的发生。此外有研究显示，组织学分级高、肿瘤高增殖活性、年轻、肿瘤负荷大、携带 *BRCA* 基因突变的患者，也是脑转移发生的高危因素。脑转移好发部位大脑，其次是小脑，脑干部位最少。

[2] 有限数目脑转移的定义，一般指转移灶数目不一定限于 3 个及以下，但是单个病灶最大径不超过 3cm，且可以对所有病灶进行 SRT，并获得和全脑放疗一致的局部控制率的转移灶分布。

[3] 脑转移局部治疗后再次复发患者，如既往无颅内放疗史、一般情况好、颅外病灶控制好，可考虑再次手术切除治疗或 SRT，也可考虑 SRT 联合海马回保护的全脑放疗，并联合美金刚；如果转移灶体积超过 SRT 适应证且不适合再次手术，考虑全脑放疗；全脑放疗后复发者，可以考虑 SRT；SRT 治疗后复发者，可以再次 SRT 或全脑放疗。总之，脑转移局部治疗后再次复发治疗策略，应考虑患者的身体状况，颅外病灶控制情况，患者的生活质量以及治疗可能获益程度。

[4] 多项研究证实海马区未见脑转移瘤发生，环海马区（5mm 内）发生脑转移不超过 10%；RTOG 0933 研究，在同等疾病控制的基础上，海马保护的全脑放疗较传统全脑放疗减少 30% 的认知功能下降；RTOG 0614 研究，全脑放疗联合美金刚减少 22% 的认知功能下降；NRG-CC001 研

究则是海马回保护的全脑放疗联合美金刚较传统全脑放疗减少58%的认知功能下降，所以在全身情况良好，颅外病灶控制良好，病灶距离海马回最近距离不小于1cm的患者，建议考虑海马回保护的全脑放疗，酌情联用美金刚，可以起到高效低毒的作用。

5　　总体来讲，乳腺癌脑转移药物治疗效果并不理想。有研究显示，化疗药物，包括卡培他滨、拓扑替康、替莫唑胺等，对脑转移有一定疗效。Ⅱ期临床研究结果显示，拉帕替尼联合卡培他滨对颅内病灶和颅外病灶都显示一定疗效，拉帕替尼联合卡培他滨先于WBRT，中位总生存可达17个月，且药物治疗后再行WBRT并不影响总疗效。其他抗HER-2的小分子酪氨酸激酶类药物，如来那替尼、吡咯替尼等也显示了对脑转移病灶有一定疗效。

6　　对症支持治疗是乳腺癌脑转移的主要治疗手段之一，可以改善患者生活质量，有助于放疗和药物治疗的进行。对于有颅高压表现的患者，应常规给予甘露醇、糖皮质激素（如地塞米松）、利尿剂等治疗，以减轻脑水肿症状。放疗后出现顽固性脑水肿者，可给予贝伐珠单抗减轻脑水肿。出现癫痫发作患者，应予以抗癫痫药物治疗。

七、乳腺癌的治疗管理

（一）化疗管理：止吐[96, 97]

1. 在化疗全身反应中，化疗所致恶心、呕吐（CINV）等消化系统症状表现直观，患者往往对此印象深刻，并明显影响后续化疗。严重者可导致电解质紊乱、代谢性碱中毒，影响化疗的剂量与疗程，甚至会被迫停止化疗。因此，化疗期间对于止吐的管理非常重要，应常规采用预防性止吐方案，保证化疗的实施。

2. 化疗药物致吐性分级

   （1）静脉化疗药物致吐性分级

分级	药物名称	
高致吐风险 （>90% 概率致吐）	顺铂、AC 方案（任何含蒽环类 + 环磷酰胺的联合方案） 卡铂 AUC ≥ 4；多柔比星 ≥ 60mg/m²；表柔比星 >90mg/m²； 环磷酰胺 >1 500mg/m²	
中致吐风险 （30%~90% 概率致吐）	卡铂 AUC<4；环磷酰胺 ≤ 1 500mg/m²；多柔比星 <60mg/m²； 表柔比星 ≤ 90mg/m²；甲氨蝶呤 ≥ 250mg/m²	
低致吐风险 （10%~30% 概率致吐）	T-DM1；多西他赛；紫杉醇；白蛋白紫杉醇；多柔比星脂质体； 艾日布林；吉西他滨；培美曲塞；拓扑替康；5-FU； 甲氨蝶呤 50~250mg/m²	
轻微致吐风险 （<10% 概率致吐）	贝伐珠单抗；曲妥珠单抗；帕妥珠单抗；长春瑞滨；长春新碱； 甲氨蝶呤 ≤ 50mg/m²	

（2）口服抗肿瘤药物中至高致吐风险：环磷酰胺［≥100mg/（m²·d）］、依托泊苷、奥拉帕利、替莫唑胺［>75mg/（m²·d）］等。

3. 化疗急性及延迟性呕吐预防

致吐风险分级	方案
高致吐风险 （静脉化疗方案）	1. 首选 5-HT3 受体拮抗剂 + 地塞米松 + NK-1 受体拮抗剂三联方案 2. 加用奥氮平（选择性患者）
中致吐风险 （静脉化疗方案）	1. 推荐 5-HT3 受体拮抗剂 + 地塞米松二联方案 2. 加用奥氮平（选择性患者）
低致吐风险 （静脉化疗方案）	选择一种止吐药物：5-HT3 受体拮抗剂或地塞米松
高、中风险 （口服化疗方案）	5-HT3 受体拮抗剂

方案的药物用法及用量：

1. 高致吐风险静脉化疗（5-HT3 受体拮抗剂 + 地塞米松 + NK-1 受体拮抗剂三联方案）

化疗前给予：

（1）5-HT3 受体拮抗剂（任选一种）：昂丹司琼 / 格拉司琼 / 帕洛诺司琼［注：包括针剂 / 口服 /

透皮贴片（格拉司琼）多种剂型，可根据需要选择]。

(2) 阿瑞匹坦 d1：125mg，d2、d3：80mg，口服。

(3) AC 方案患者：地塞米松 d1：6~12mg 口服 / 静脉滴注；顺铂方案及延迟性呕吐风险患者：地塞米松 d1：6mg 口服，d2~d4：3.75mg，口服。

2. 中致吐风险静脉化疗（5-HT3 受体拮抗剂 + 地塞米松二联方案）

化疗前给予：

(1) 5-HT3 受体拮抗剂（任选一种）：昂丹司琼 / 格拉司琼 / 帕洛诺司琼（注：包括针剂 / 口服 / 透皮贴片（格拉司琼）多种剂型，可根据需要选择）。

(2) 地塞米松：6~12mg，口服 / 静脉滴注。

3. 低致吐风险静脉化疗（5-HT3 受体拮抗剂或地塞米松）

化疗前给予：

(1) 5-HT3 受体拮抗剂（任选一种）：昂丹司琼 / 格拉司琼 / 帕洛诺司琼 [注：包括针剂 / 口服 / 透皮贴片（格拉司琼）多种剂型，可根据需要选择]。

(2) 或地塞米松：6~12mg，口服 / 静脉滴注。

4. 高、中风险的口服化疗（5-HT3 受体拮抗剂）

口服化疗期间：5-HT3 受体拮抗剂持续每日给药，推荐使用口服或外用剂型。

注：

1. 奥氮平为精神类药物，可缓解肿瘤患者的焦虑和抑郁。既往使用标准三联方案仍出现暴发性或难治性呕吐的患者，及有焦虑或抑郁倾向的患者可考虑加用奥氮平，剂量为每日 5~10mg（1 类证据）。

2. 地塞米松的剂量遵循个体化治疗的原则，注意评估患者对糖皮质激素的耐受性及其不良反应；尽量避免在免疫检查点抑制剂治疗的患者中应用。

3. 阿瑞匹坦可通过 CYP3A4 引起地塞米松暴露水平增加，因此，如果与阿瑞匹坦（125mg/80mg 疗法）联合使用，地塞米松的常规剂量应减少约 50%，并注意阿瑞匹坦与其他药物相互作用带来的药物代谢变化和相关影响（详见药品说明书）。

（二）化疗管理：骨髓抑制的预防和治疗 [98]

1. 骨髓功能抑制是化疗常见的非特异性毒性，也是影响化疗疗程及剂量的关键因素。大多联合化疗在用药后 1~2 周出现白细胞数下降，10~14 天达到最低点，3~4 周时恢复正常。
2. 乳腺癌化疗导致发热性中性粒细胞缺乏的风险分级及初级预防性措施：

风险分级	化疗方案	预防性治疗
高风险 FN 概率 >20%	剂量密集型 AC-T （多柔比星 + 环磷酰胺序贯紫杉醇） TAC（多西他赛 + 多柔比星 + 环磷酰胺） TCbH 方案（多西他赛 + 卡铂 + 曲妥珠单抗） TC ± H（多西他赛 + 环磷酰胺 ± 曲妥珠单抗）	预防性应用 G-CSF
中风险 FN 概率 10%~20%	AC（多柔比星 + 环磷酰胺） AC-T ± HP （多柔比星 + 环磷酰胺序贯多西他赛 ± 曲妥珠单抗、帕妥珠单抗） FEC-T （氟尿嘧啶 + 表柔比星 + 环磷酰胺 序贯多西他赛） 多西他赛每三周方案 紫杉醇每三周、每两周方案 TH（周疗紫杉醇 + 曲妥珠单抗）	基于患者风险因素 考虑预防性使用 G-CSF
低风险 FN 概率 <10%		不预防性使用 G-CSF

注：

1. FN（febrile neutropenia，发热性中性粒细胞减少症），是指严重的中性粒细胞降低合并发热，通常被定义为中性粒细胞绝对值（absolute neutrophil count，ANC）<0.5×10⁹/L，或 ANC<1.0×10⁹/L 且预计在 48 小时内 <0.5×10⁹/L，同时患者单次口腔温度 ≥ 38.5℃或 ≥ 38.0℃且持续 1 小时以上，或腋下温度 >38.5℃持续 1 小时以上。

2. G-CSF（granulocyte colony stimulating factor，粒细胞集落刺激因子）主要包括重组人粒细胞刺激因子（rhG-CSF）和聚乙二醇重组人粒细胞刺激因子（PEG-rhG-CSF）等。

3. 化疗前应评估 FN 发生风险，根据化疗方案、给药剂量强度、患者的危险因素、治疗目的，采取相应的预防措施。

（1）对于接受中、高风险 FN 化疗方案的患者，无论治疗目的是治愈、延长生存期或是改善疾病相关症状，均应考虑预防性使用 G-CSF。

（2）对于接受低风险化疗方案的患者，不予常规预防性使用 G-CSF，但若在第一个化疗周期中患者发生 FN 或剂量限制性中性粒细胞减少及缺乏症，则下一个化疗周期可以考虑预防性使用 G-CSF（次级预防）。

（3）基于 PEG-rhG-CSF 预防使用的疗效和使用方便，专家建议对于高 FN 风险的患者应优先使用长效制剂。预防性应用 CSF 剂量：体重 >45kg，PEG-rhG-CSF 剂量每个周期推荐使用 6mg，体重 ≤ 45kg，PEG-rhG-CSF 剂量每个周期推荐使用 3mg，并于化疗给药结束后 24~72 小时给予。对于第一周期应用后，粒细胞数升高过于明显的患者，可在后续治疗过程中减量至 3mg；若预防措施为应用 rhG-CSF，则剂量为 2μg/kg，每日 1 次，于化疗后第 3~4 天给予，直到 ANC 恢复到正常或接近正常水平（实验室标准）。

（三）化疗管理：心脏毒性的监测及防治 [99]

1. 乳腺癌化疗对心脏毒性主要来源于蒽环类药物，蒽环类导致的心脏毒性通常呈现进展性和不可逆性。初次使用蒽环类药物就能对心脏造成损伤，并且具有累积性，影响抗肿瘤治疗和患者生活质量。

2. 常见蒽环类和蒽醌类药物最大累积剂量

药物名称	推荐最大累积剂量
阿霉素	550mg/m^2（放射治疗或合并用药时 <350~400mg/m^2）
表柔比星（表阿霉素）	900~1 000mg/m^2
吡柔比星（吡喃阿霉素）	950mg/m^2

3. 心脏毒性的监测方法及评价

方法	优点	缺点
超声心动图	1. 显示形态和功能 2. 组织多普勒对监测心脏收缩舒张功能更敏感 3. 无电离辐射	1. 左心室射血分数（LVEF）操作重复性差 2. LVEF 对监测早期临床前心脏病变不敏感，受到前后负荷影响
放射性核素心室显像	1. 评估射血分数佳 2. 可以评估局部室壁运动和舒张功能	1. 接触辐射 2. 低空间分辨率，不能显示瓣膜功能 3. LVEF 对监测早期临床前心脏病变不敏感
生化标记物	肌钙蛋白监测心肌损伤高特异及敏感，是潜在的有效的筛查工具	临床价值数据有限
磁共振成像	评估心肌功能与损伤有价值	价格因素限制应用
心内膜心肌活检	提供心脏毒性的组织学证据	1. 有创伤 2. 专家操作及解释结果 3. 只能监测小样本组织 4. 目前在临床不适合进行

4. 化疗患者的心脏毒性预防策略

（1）既往有心血管疾病，接受过蒽环类药物化疗或放射治疗，年龄 >65 岁等具有心脏损伤高危因素患者，使用药物前应充分评估心脏毒性风险，调整用药方案和用药剂量。风险高的患者避免使用蒽环类。对于需要应用蒽环类的患者，在应用过程中早期监测和预防心脏毒性。对于 LVEF 降低超过 10% 的患者，建议选择更灵敏的方法监测，如动态监测肌钙蛋白等。

（2）预防用药：推荐首次使用蒽环类药物前应用右雷佐生，以有效预防蒽环类药物心脏毒性（1A 类证据）。右雷佐生与蒽环的剂量比为（10~20）：1，快速静脉输注后即刻给予蒽环类药物。其他的心脏保护剂包括辅酶 Q10、N- 乙酰半胱氨酸、抗氧化剂（维生素 C 和维生素 E 等）以及铁螯合剂，可能也具有一定心脏保护效果，但用于防治蒽环类药物所致心脏毒性尚需进一步研究。

（3）蒽环类药物的慢性和迟发型心脏毒性与其累积剂量相关，因此限制蒽环类药物的累积剂量可以降低其心脏毒性发生率。脂质体蒽环类药物（脂质体阿霉素、脂质体柔红霉素等）有可能减少蒽环类药物心脏毒性的发生率。

（4）出现心脏症状时，需要请心脏内科专科医师协同治疗，给予对症处理。

（四）内分泌药物耐受性及用药注意事项

1. TAM 用药注意事项
   （1）TAM 较严重的不良反应包括静脉血栓形成、子宫内膜癌。用药时间长、绝经后状态、出现阴道不规则出血者发生内膜病变的风险增加。
   （2）使用 TAM 期间应每 12 个月进行 1 次妇科检查，有上述危险因素可酌情增加监测频率。
   （3）绝经后患者子宫内膜增厚（厚度>8mm）建议行子宫内膜活检。子宫内膜厚度为 5~8mm 时，综合临床情况决定是否活检；绝经前患者内膜厚度不是决定活检的指征。
2. AI 用药注意事项[100]
   （1）长期服用 AI 可能导致骨质疏松、关节疼痛等不良反应。
   （2）用药开始前（基线时）及用药期间应常规进行骨密度监测，推荐每 6 个月进行 1 次，最长间隔不超过 1 年。进行 T 评分（T-score），T-Score<-2.5 为骨质疏松，应开始使用双磷酸盐治疗；-1.5~-1.0 为骨量减低，给予维生素 D 和钙片治疗，并考虑使用双磷酸盐；>-1.0 为骨量正常，不推荐使用双磷酸盐。双磷酸盐可每 3~6 个月使用 1 次，治疗开始前应进行口腔科检查。
3. 乳腺癌患者可能因生理或使用药物因素出现卵巢功能下降，而引起绝经相关症状、泌尿生殖道症状以及低骨量及骨质疏松症。

（1）乳腺癌是激素替代治疗（HRT）的禁忌证[101]，为改善症状，可选择其他非激素制剂来治疗绝经状，包括植物类药物（黑升麻异丙醇萃取物）、植物雌激素、中药或选择性 5- 羟色胺再摄取抑制剂等。

（2）局部泌尿生殖道症状首选非激素方法治疗，使用阴道雌激素需充分评估获益及风险。

（五）曲妥珠单抗的心脏毒性管理

1. 曲妥珠单抗的心脏毒性

曲妥珠单抗联合化疗药物，尤其是蒽环类化疗药物会增加心肌损害，严重者会发生心力衰竭。所以复发转移乳腺癌患者不推荐曲妥珠单抗联合蒽环类化疗。辅助治疗曲妥珠单抗要在蒽环类化疗后使用，新辅助治疗可以在严密观察下，曲妥珠单抗同步联合 4 个周期内短程蒽环类化疗。

2. 曲妥珠单抗心脏毒性监测

尽管临床研究观察到心脏毒性事件发生率不高且多数可以恢复，主要与临床研究入选的病例是化疗后经过心脏功能安全筛选有关。所以，临床实践中要对既往史、体格检查、心电图、超声心动图 LVEF 基线评估后再开始应用曲妥珠单抗，使用期间应该每 3 个月监测心功能。若患者有无症状性心功能不全，监测频率应更高（如每 6~8 周 1 次）。

3. 暂停、恢复和永久停用曲妥珠单抗的情况

暂停曲妥珠单抗治疗至少 4 周，并每 4 周检测 1 次 LVEF	当出现 LVEF 较治疗前绝对数值下降 ≥ 16%，或 LVEF 低于该检测中心正常范围并且 LVEF 较治疗前绝对数值下降 ≥ 10% 时
恢复使用曲妥珠单抗	4~8 周内 LVEF 回升至正常范围，或 LVEF 较治疗前绝对数值下降 ≤ 15%
永久停止使用曲妥珠单抗	LVEF 持续下降超过 8 周，或者 3 次以上因心脏问题而中断曲妥珠单抗治疗

八、循环肿瘤标记物和二代测序

1. 循环肿瘤细胞（CTC）

肿瘤评估是预测疗效及调整治疗方案的重要依据，现有的肿瘤评估主要包括病理学和影像学两种方式。但病理评估的有创性限制其重复开展，影像学评估敏感性差，且存在一定滞后性。循环肿瘤细胞（circulating tumor cell, CTC）是指从恶性肿瘤原发部位脱落，通过血管或淋巴系统进入血液循环的细胞，它能够一定程度反映实体肿瘤的情况，可以作为补充手段进行病理诊断、疾病监测、分子测序等。不仅可以动态监测，还可以用于判断预后，其应用已经从数目走向了分子分型和细胞测序时代。

AJCC 第 8 版乳腺癌分期系统明确早期乳腺癌患者 CTC ≥ 1 个 /7.5ml 提示预后不良。此外，国内团队已验证基线及治疗后的循环肿瘤细胞能够预测晚期乳腺癌患者的预后。同时，CTC 能够发挥分子分型的作用，CTC HER-2 也在预测抗 HER-2 靶向治疗疗效中发挥重要作用。而随着单细胞测序技术的进步，可以让研究者利用 CTC 从基因组或转录组水平探究肿瘤内部机制，了解发病原因及耐药机制，甚至有机会预测耐药的发生。国内团队的相关研究，极大推动了 CTC 从计数到表型的转变，为 CTC 在预测疗效、探索耐药中发挥重要作用。

2. 循环肿瘤 DNA（ctDNA）

ctDNA 是由肿瘤细胞和循环肿瘤细胞等凋亡、坏死后释放到血管中的游离的 DNA 片段组成的。这些 DNA 片段通常与蛋白质结合形成核小体游离于循环中。ctDNA 的降解可能与肝脏和肾脏代谢相关，根据不同 DNA 片段大小、结构其半衰期差异较大，范围从 10 分钟至 2 小时不等。

ctDNA 能够反映短时间体内瘤负，实时、动态监测药物疗效，同时在保证较高敏感性和特异性的同时能够提早预测病情变化，在早期诊断、肿瘤负荷监测、药物疗效预测、复发转移风险评估和预后分析等发挥重要作用。但由于 ctDNA 在血液中约只有千分之几，从大量游离DNA、血细胞中筛选出肿瘤相关 DNA 仍存在一定难度。与此同时，ctDNA 检测技术对实验室和操作人员要求较高，检测设备昂贵，检测标准不一，目前临床应用受限。

3. 二代测序（NGS）技术

NGS 是基于 PCR 和基因芯片发展而来的 DNA 测序技术，通过 DNA 复制过程中捕捉碱基所携带的特殊标记来确定 DNA 的序列。在复制过程中，DNA 片段必须扩增成由相同的基因簇后进行同步复制，从而增强荧光信号强度并读出 DNA 序列；随着读长增长，基因簇复制的协同性降低，导致碱基测序质量下降，这严格限制了二代测序的读长（不超过 500bp），因此，二代测序具有通量高、读长短的特点。

NGS 可以同时对数以万计的 DNA 分子进行测序。这种高通量测序的能力，革命性地开创了个性化医疗、遗传疾病和临床诊断等多个领域，可以帮助早期诊断、疗效监测、耐药提示以及治疗方案的选择。在未来，结合 CTC、ctDNA 及 NGS 甚至三代测序技术，将会为肿瘤患者提供更好的服务。

九、人工智能

人工智能是精准医学时代重要的发展方向,大数据的建立、深度学习和计算技术发展、诊疗模式的转变为医学人工智能发展提供机遇。目前,人工智能已在医学影像、病理、辅助决策系统等方面取得了一定的进展。

1. 智能影像助力肿瘤诊断与治疗评价

　　在乳腺癌领域中,智能影像已经在病变诊断、疗效评价甚至预测分子分型中取得了一定的研究成果。有研究显示,智能在诊断良恶性病变方面,仅次于具有20年丰富经验的乳腺放射科医生对平扫及增强图像的综合判断结果。此外,也有研究显示临床信息结合动态增强的3D影像信息可以作为生物标志物来鉴别乳腺癌的分子亚型,特别是对于三阴性乳腺癌的预测。应用AI辅助诊断能够帮助医生更加快捷和准确地对疾病做出诊断,提高诊断效率及准确度。

2. 智能病理加速肿瘤的定性和定量判断

　　目前,智能病理已用于乳腺癌等多种肿瘤中,应用范围集中于细胞学初筛、良恶性鉴别、形态定量分析、组织学分类等方面。如有研究对乳腺癌切除标本进行了自动HER-2评分,结果显示与病理医师诊断结果有很高的符合率。在分子病理方面,在海量的基因组学信息中,应用人工智能分析技术,已成为精准医学不可或缺的发展要素。智能病理的发展应用不但能减轻病理医师负担,在一定程度上也可以弥补病理科医生主观分析的不足,提升病理的定性和定量判断,提高病理诊断的准确度,还能为患者提供个性化的治疗意见和疾病预后判断,推动精准病理的发展。

3. 智能决策丰富临床实践的决策模式

　　智能决策系统的研发就是能够结合人工智能的学习分析能力及专家的经验，从而得到更加准确的决策方案。CSCO BC 协作组完成了一项 2 000 份病例的人工智能决策和专业医生决策的对比研究[102]，研究结果显示 WFO（Watson for oncology）智能决策在乳腺癌治疗中展示出较好的可行性和规范性，帮助临床医生省时、省力，辅助应用可进一步提高医生决策的规范性。同时，具有我国自主知识产权的智能决策系统也取得初步成果，基于 CSCO BC 大数据和 CSCO BC 指南的乳腺癌智能决策已完成 II 期试验，提示基于 CSCO 乳腺癌诊疗指南的智能决策系统在不同类别、不同阶段的乳腺癌病例中显示出良好的决策规范性，2019 年 CSCO AI 系统[103]正式发布，并在全国各地启动应用，推动了国内智能决策系统的发展。

人工智能是重要的发展方向，智能系统不仅可以帮助临床医生节省时间和精力，还有希望进一步提高肿瘤的精准诊断与治疗。因此专家组鼓励开展人工智能相关的临床研究，发展我国自主知识产权的人工智能系统。

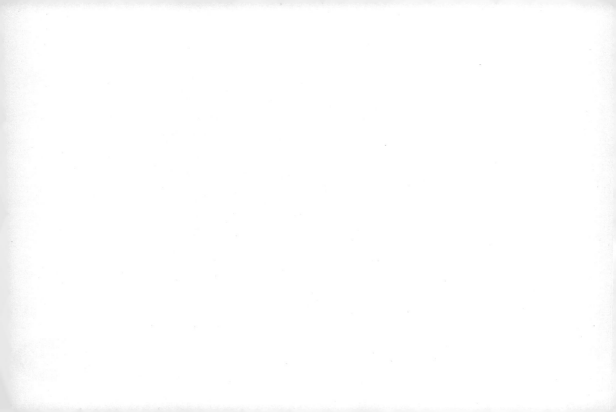

参考文献

[1]　江泽飞,陈佳艺,牛晓辉,等.乳腺癌骨转移和骨相关疾病临床诊疗专家共识(2014版)[J].中华医学杂志,2015,95(4):241-247.

[2]　《肿瘤病理诊断规范》项目组.肿瘤病理诊断规范(乳腺癌)[J].中华病理学杂志,2016,45(8):525-528.

[3]　《乳腺癌HER2检测指南》编写组.乳腺癌HER2检测指南(2019版)[J].中华病理学杂志,2019,48(3):169-175.

[4]　江泽飞,邵志敏,徐兵河.人表皮生长因子受体2阳性乳腺癌临床诊疗专家共识2016[J].中华医学杂志,2016,96(14):1091-1096.

[5]　ALLISON K H, HAMMOND M E H, DOWSETT M, et al. Estrogen and Progesterone Receptor Testing in Breast Cancer: ASCO/CAP Guideline Update [J]. Journal of Clinical Oncology, 2020, Jco1902309.

[6]　HURVITZ S A, MARTIN M, SYMMANS W F, et al. Neoadjuvant trastuzumab, pertuzumab, and chemotherapy versus trastuzumab emtansine plus pertuzumab in patients with HER2-positive breast cancer (KRISTINE): a randomised, open-label, multicentre, phase 3 trial [J]. The Lancet Oncology, 2018, 19(1):115-126.

[7]　VAN RAMSHORST M S, VAN WERKHOVEN E, HONKOOP A H, et al. Toxicity of dual HER2-blockade with pertuzumab added to anthracycline versus non-anthracycline containing chemotherapy as neoadjuvant treatment in HER2-positive breast cancer: The TRAIN-2 study [J]. Breast (Edin-

burgh, Scotland) , 2016, 29: 153-159.

[8] GIANNI L, PIENKOWSKI T, IM Y H, et al. 5-year analysis of neoadjuvant pertuzumab and trastuzumab in patients with locally advanced, inflammatory, or early-stage HER2-positive breast cancer (NeoSphere) : a multicentre, open-label, phase 2 randomised trial [J] . The Lancet Oncology, 2016, 17 (6) : 791-800.

[9] SHAO Z, PANG D, YANG H, et al. Efficacy, safety, and tolerability of pertuzumab, trastuzumab, and docetaxel for patients with early or locally advanced ERBB2-positive breast cancer in Asia: The PEONY Phase 3 Randomized Clinical Trial [J] . JAMA oncology, 2019, 13(1):25-32.

[10] GIANNI L, EIERMANN W, SEMIGLAZOV V, et al. Neoadjuvant and adjuvant trastuzumab in patients with HER2-positive locally advanced breast cancer (NOAH) : follow-up of a randomised controlled superiority trial with a parallel HER2-negative cohort [J] . The Lancet Oncology, 2014, 15 (6) : 640-647.

[11] SLAMON D, EIERMANN W, ROBERT N, et al. Adjuvant trastuzumab in HER2-positive breast cancer [J] . The New England journal of medicine, 2011, 365 (14) : 1273-1283.

[12] UNTCH M, JACKISCH C, SCHNEEWEISS A, et al. NAB-paclitaxel improves disease-free survival in early breast cancer: GBG 69-geparsepto [J] . Journal of Clinical Oncology, 2019, 37 (25) : 2226-2234.

[13] VON MINCKWITZ G, HUANG C S, MANO M S, et al. Trastuzumab emtansine for residual inva-

sive HER2-positive breast cancer [J] . The New England journal of medicine, 2019, 380 (7) : 617-628.

[14] SIKOV W M, BERRY D A, PEROU C M, et al. Impact of the addition of carboplatin and/or bevacizumab to neoadjuvant once-per-week paclitaxel followed by dose-dense doxorubicin and cyclophosphamide on pathologic complete response rates in stage Ⅱ to Ⅲ triple-negative breast cancer: CALGB 40603 (Alliance) [J] . Journal of Clinical Oncology, 2015, 33 (1) : 13-21.

[15] VON MINCKWITZ G, SCHNEEWEISS A, LOIBL S, et al. Neoadjuvant carboplatin in patients with triple-negative and HER2-positive early breast cancer (GeparSixto; GBG 66) : a randomised phase 2 trial [J] . The Lancet Oncology, 2014, 15 (7) : 747-756.

[16] SPARANO J A, GRAY R J, MAKOWER D F, et al. Adjuvant chemotherapy guided by a 21-gene expression assay in breast cancer [J] . The New England journal of medicine, 2018, 379 (2) : 111-121.

[17] CARDOSO F, VAN'T VEER L J, BOGAERTS J, et al. 70-gene signature as an aid to treatment decisions in early-stage breast cancer [J] . The New England journal of medicine, 2016, 375 (8) : 717-729.

[18] VON MINCKWITZ G, PROCTER M, DE AZAMBUJA E, et al. Adjuvant pertuzumab and trastuzumab in early HER2-positive breast cancer [J] . The New England journal of medicine, 2017, 377 (2) : 122-131.

参考文献

[19] PEREZ E A, ROMOND E H, SUMAN V J, et al. Trastuzumab plus adjuvant chemotherapy for human epidermal growth factor receptor 2-positive breast cancer: planned joint analysis of overall survival from NSABP B-31 and NCCTG N9831 [J]. Journal of Clinical Oncology, 2014, 32 (33) : 3744-3752.

[20] CHAN A, DELALOGE S, HOLMES F A, et al. Neratinib after trastuzumab-based adjuvant therapy in patients with HER2-positive breast cancer (ExteNET) : a multicentre, randomised, double-blind, placebo-controlled, phase 3 trial [J]. The Lancet Oncology, 2016, 17 (3) : 367-377.

[21] JONES S E, COLLEA R, PAUL D, et al. Adjuvant docetaxel and cyclophosphamide plus trastuzumab in patients with HER2-amplified early stage breast cancer: a single-group, open-label, phase 2 study [J]. The Lancet Oncology, 2013, 14 (11) : 1121-1128.

[22] TOLANEY S M, GUO H, PERNAS S, et al. Seven-year follow-up analysis of adjuvant paclitaxel and trastuzumab trial for node-negative, human epidermal growth factor receptor 2-positive breast cancer [J]. Journal of Clinical Oncology, 2019, Jco1900066.

[23] EARL H M, HILLER L, VALLIER A L, et al. 6 versus 12 months of adjuvant trastuzumab for HER2-positive early breast cancer (PERSEPHONE) : 4-year disease-free survival results of a randomised phase 3 non-inferiority trial [J]. Lancet (London, England) , 2019, 393(10191):2599-2612.

[24] HENDERSON I C, BERRY D A, DEMETRI G D, et al. Improved outcomes from adding sequential Paclitaxel but not from escalating Doxorubicin dose in an adjuvant chemotherapy regimen for patients

with node-positive primary breast cancer [J] . Journal of Clinical Oncology, 2003, 21 (6) : 976-983.

[25]   SPARANO J A, ZHAO F, MARTINO S, et al. Long-Term Follow-Up of the E1199 Phase Ⅲ Trial Evaluating the Role of Taxane and Schedule in Operable Breast Cancer [J] . Journal of Clinical Oncology, 2015, 33 (21) : 2353-2360.

[26]   CITRON M L, BERRY D A, CIRRINCIONE C, et al. Randomized trial of dose-dense versus conventionally scheduled and sequential versus concurrent combination chemotherapy as postoperative adjuvant treatment of node-positive primary breast cancer: first report of Intergroup Trial C9741/Cancer and Leukemia Group B Trial 9741 [J] . Journal of Clinical Oncology, 2003, 21 (8) : 1431-1439.

[27]   MACKEY J R, PIENKOWSKI T, CROWN J, et al. Long-term outcomes after adjuvant treatment of sequential versus combination docetaxel with doxorubicin and cyclophosphamide in node-positive breast cancer: BCIRG-005 randomized trial [J] . Annals of Oncology, 2016, 27 (6) : 1041-1047.

[28]   FISHER B, BROWN A M, DIMITROV N V, et al. Two months of doxorubicin-cyclophosphamide with and without interval reinduction therapy compared with 6 months of cyclophosphamide, methotrexate, and fluorouracil in positive-node breast cancer patients with tamoxifen-nonresponsive tumors: results from the National Surgical Adjuvant Breast and Bowel Project B-15 [J] . Journal of Clinical Oncology, 1990, 8 (9) : 1483-1496.

[29]   JONES S, HOLMES F A, O'SHAUGHNESSY J, et al. Docetaxel with cyclophosphamide is associated with an overall survival benefit compared with doxorubicin and cyclophosphamide: 7-year fol-

参考文献

low-up of US Oncology Research Trial 9735 [J] . Journal of Clinical Oncology, 2009, 27 (8) : 1177-1183.

[30] CUZICK J, SESTAK I, BAUM M, et al. Effect of anastrozole and tamoxifen as adjuvant treatment for early-stage breast cancer: 10-year analysis of the ATAC trial [J] . The Lancet Oncology, 2010, 11 (12) : 1135-1141.

[31] REGAN M M, NEVEN P, GIOBBIE-HURDER A, et al. Assessment of letrozole and tamoxifen alone and in sequence for postmenopausal women with steroid hormone receptor-positive breast cancer: the BIG 1-98 randomised clinical trial at 8. 1 years median follow-up [J] . The Lancet Oncology, 2011, 12 (12) : 1101-1108.

[32] GOSS P E, INGLE J N, PATER J L, et al. Late extended adjuvant treatment with letrozole improves outcome in women with early-stage breast cancer who complete 5 years of tamoxifen [J] . Journal of Clinical Oncology, 2008, 26 (12) : 1948-1955.

[33] TJAN-HEIJNEN V C G, VAN HELLEMOND I E G, PEER P G M, et al. Extended adjuvant aromatase inhibition after sequential endocrine therapy (DATA) : a randomised, phase 3 trial [J] . The Lancet Oncology, 2017, 18 (11) : 1502-1511.

[34] GNANT M, PFEILER G, STOGER H, et al. The predictive impact of body mass index on the efficacy of extended adjuvant endocrine treatment with anastrozole in postmenopausal patients with breast cancer: an analysis of the randomised ABCSG-6a trial [J] . British journal of can-

cer, 2013, 109 (3) : 589-596.

[35] GOSS P E, INGLE J N, PRITCHARD K I, et al. Extending Aromatase-Inhibitor Adjuvant Therapy to 10 Years [J] . The New England journal of medicine, 2016, 375 (3) : 209-219.

[36] FRANCIS P A, PAGANI O, FLEMING G F, et al. Tailoring adjuvant endocrine therapy for premenopausal breast cancer [J] . The New England journal of medicine, 2018, 379 (2) : 122-137.

[37] 江泽飞, 王晓迪. 乳腺癌内分泌治疗十个热点问题的思考 [J]. 中华外科杂志, 2015, 53 (12) : 895-900.

[38] PAGANI O, REGAN M M, WALLEY B A, et al. Adjuvant exemestane with ovarian suppression in premenopausal breast cancer [J] . The New England journal of medicine, 2014, 371 (2) : 107-118.

[39] REGAN M M, FRANCIS P A, PAGANI O, et al. Absolute benefit of adjuvant endocrine therapies for premenopausal women with hormone receptor-positive, human epidermal growth factor receptor 2-negative early breast cancer: TEXT and SOFT Trials [J] . Journal of Clinical Oncology, 2016, 34 (19) : 2221-2231.

[40] DAVIES C, PAN H, GODWIN J, et al. Long-term effects of continuing adjuvant tamoxifen to 10 years versus stopping at 5 years after diagnosis of oestrogen receptor-positive breast cancer: ATLAS, a randomised trial [J] . Lancet, 2013, 381 (9869) : 805-816.

[41] MCCORMICK B, WINTER K, HUDIS C, et al. RTOG 9804: a prospective randomized trial for good-risk ductal carcinoma in situ comparing radiotherapy with observation [J] . Journal of Clinical

Oncology, 2015, 33 (7) : 709-715.

[42] CORREA C, HARRIS E E, LEONARDI M C, et al. Accelerated partial breast irradiation: executive summary for the update of an ASTRO Evidence-Based Consensus Statement [J] . Practical radiation oncology, 2017, 7 (2) : 73-79.

[43] WHELAN T J, JULIAN J A, BERRANG T S, et al. External beam accelerated partial breast irradiation versus whole breast irradiation after breast conserving surgery in women with ductal carcinoma in situ and node-negative breast cancer (RAPID) : a randomised controlled trial [J] . Lancet , 2019, 394 (10215) : 2165-2172.

[44] VICINI F A, CECCHINI R S, WHITE J R, et al. Long-term primary results of accelerated partial breast irradiation after breast-conserving surgery for early-stage breast cancer: a randomised, phase 3, equivalence trial [J] . Lancet , 2019, 394 (10215) : 2155-2164.

[45] HURKMANS C W, BORGER J H, RUTGERS E J T, et al. Quality assurance of axillary radiotherapy in the EORTC AMAROS trial 10981/22023: the dummy run [J] . Radiotherapy and Oncology, 2003, 68 (3) : 233-240.

[46] MCGALE P, TAYLOR C, CORREA C, et al. Effect of radiotherapy after mastectomy and axillary surgery on 10-year recurrence and 20-year breast cancer mortality: meta-analysis of individual patient data for 8135 women in 22 randomised trials [J] . Lancet , 2014, 383 (9935) : 2127-2135.

[47] WHELAN T J, OLIVOTTO I A, PARULEKAR W R, et al. Regional nodal irradiation in early-stage

breast cancer [J] . The New England journal of medicine, 2015, 373 (4) : 307-316.

[48] POORTMANS P M, COLLETTE S, KIRKOVE C, et al. Internal mammary and medial supraclavicular irradiation in breast cancer [J] . The New England journal of medicine, 2015, 373 (4) : 317-327.

[49] CLARKE M, COLLINS R, DARBY S, et al. Effects of radiotherapy and of differences in the extent of surgery for early breast cancer on local recurrence and 15-year survival: an overview of the randomised trials [J] . Lancet , 2005, 366 (9503) : 2087-2106.

[50] DONKER M, VAN TIENHOVEN G, STRAVER M E, et al. Radiotherapy or surgery of the axilla after a positive sentinel node in breast cancer (EORTC 10981-22023 AMAROS) : a randomised, multicentre, open-label, phase 3 non-inferiority trial [J] . The Lancet Oncology, 2014, 15 (12) : 1303-1310.

[51] SLAMON D J, LEYLAND-JONES B, SHAK S, et al. Use of chemotherapy plus a monoclonal antibody against HER2 for metastatic breast cancer that overexpresses HER2 [J] . The New England journal of medicine, 2001, 344 (11) : 783-792.

[52] MARTY M, COGNETTI F, MARANINCHI D, et al. Randomized phase II trial of the efficacy and safety of trastuzumab combined with docetaxel in patients with human epidermal growth factor receptor 2-positive metastatic breast cancer administered as first-line treatment: the M77001 study group [J] . Journal of Clinical Oncology, 2005, 23 (19) : 4265-4274.

[53] WARDLEY A M, PIVOT X, MORALES-VASQUEZ F, et al. Randomized phase II trial of first-line

参考文献

trastuzumab plus docetaxel and capecitabine compared with trastuzumab plus docetaxel in HER2-positive metastatic breast cancer [J] . Journal of Clinical Oncology, 2010, 28 (6) : 976-983.

[54] ANDERSSON M, LIDBRINK E, BJERRE K, et al. Phase Ⅲ randomized study comparing docetaxel plus trastuzumab with vinorelbine plus trastuzumab as first-line therapy of metastatic or locally advanced human epidermal growth factor receptor 2-positive breast cancer: the HERNATA study [J] . Journal of Clinical Oncology, 2011, 29 (3) : 264-271.

[55] SCHALLER G, FUCHS I, GONSCH T, et al. Phase Ⅱ study of capecitabine plus trastuzumab in human epidermal growth factor receptor 2 overexpressing metastatic breast cancer pretreated with anthracyclines or taxanes [J] . Journal of Clinical Oncology, 2007, 25 (22) : 3246-3250.

[56] ROBERT N, LEYLAND-JONES B, ASMAR L, et al. Randomized phase Ⅲ study of trastuzumab, paclitaxel, and carboplatin compared with trastuzumab and paclitaxel in women with HER-2-overexpressing metastatic breast cancer [J] . Journal of Clinical Oncology, 2006, 24 (18) : 2786-2792.

[57] SWAIN S M, BASELGA J, KIM S B, et al. Pertuzumab, trastuzumab, and docetaxel in HER2-positive metastatic breast cancer [J] . The New England journal of medicine, 2015, 372 (8) : 724-734.

[58] Pyrotinib combined with capecitabine in women with HER2+ metastatic breast cancer previously treated with trastuzumab and taxanes: A randomized phase Ⅲ study. Presented at: ASCO Annual Meeting; May 31-June 4, 2019; Chicago, IL. ; Abstract 1001.

[59] MA F, OUYANG Q, LI W, et al. Pyrotinib or lapatinib combined with capecitabine in HER2-positive

metastatic breast cancer with prior taxanes, anthracyclines, and/or trastuzumab: A randomized, phase II study [J] . Journal of Clinical Oncology, 2019, 37 (29) : 2610-2619.

[60] VERMA S, MILES D, GIANNI L, et al. Trastuzumab emtansine for HER2-positive advanced breast cancer [J] . The New England journal of medicine, 2012, 367 (19) : 1783-1791.

[61] CAMERON D, CASEY M, PRESS M, et al. A phase III randomized comparison of lapatinib plus capecitabine versus capecitabine alone in women with advanced breast cancer that has progressed on trastuzumab: updated efficacy and biomarker analyses [J] . Breast cancer research and treatment, 2008, 112 (3) : 533-543.

[62] VON MINCKWITZ G, DU BOIS A, SCHMIDT M, et al. Trastuzumab beyond progression in human epidermal growth factor receptor 2-positive advanced breast cancer: a german breast group 26/breast international group 03-05 study [J] . Journal of Clinical Oncology, 2009, 27 (12) : 1999-2006.

[63] BLACKWELL K L, BURSTEIN H J, STORNIOLO A M, et al. Randomized study of Lapatinib alone or in combination with trastuzumab in women with ErbB2-positive, trastuzumab-refractory metastatic breast cancer [J] . Journal of Clinical Oncology, 2010, 28 (7) : 1124-1130.

[64] KAUFMAN B, MACKEY J R, CLEMENS M R, et al. Trastuzumab plus anastrozole versus anastrozole alone for the treatment of postmenopausal women with human epidermal growth factor receptor 2-positive, hormone receptor-positive metastatic breast cancer: results from the randomized phase III TAnDEM study [J] . Journal of Clinical Oncology, 2009, 27 (33) : 5529-5537.

参考文献

[65] JOHNSTON S, PIPPEN J J, PIVOT X, et al. Lapatinib combined with letrozole versus letrozole and placebo as first-line therapy for postmenopausal hormone receptor-positive metastatic breast cancer [J] . Journal of Clinical Oncology, 2009, 27 (33) : 5538-5546.

[66] SEIDMAN A D, TIERSTEN A, HUDIS C, et al. Phase II trial of paclitaxel by 3-hour infusion as initial and salvage chemotherapy for metastatic breast cancer [J] . Journal of Clinical Oncology, 1995, 13 (10) : 2575-2581.

[67] PEREZ E A, VOGEL C L, IRWIN D H, et al. Multicenter phase II trial of weekly paclitaxel in women with metastatic breast cancer [J] . Journal of Clinical Oncology, 2001, 19 (22) : 4216-4223.

[68] MAVROUDIS D, PAPAKOTOULAS P, ARDAVANIS A, et al. Randomized phase III trial comparing docetaxel plus epirubicin versus docetaxel plus capecitabine as first-line treatment in women with advanced breast cancer [J] . Annals of Oncology, 2010, 21 (1) : 48-54.

[69] BAJETTA E, PROCOPIO G, CELIO L, et al. Safety and efficacy of two different doses of capecitabine in the treatment of advanced breast cancer in older women [J] . Journal of Clinical Oncology, 2005, 23 (10) : 2155-2161.

[70] SEIDMAN A D. Gemcitabine as single-agent therapy in the management of advanced breast cancer [J] . Oncology , 2001, 15 (2 Suppl 3) : 11-14.

[71] ZELEK L, BARTHIER S, RIOFRIO M, et al. Weekly vinorelbine is an effective palliative regimen after failure with anthracyclines and taxanes in metastatic breast carcinoma [J] . Can-

cer, 2001, 92 (9) : 2267-2272.

[72] O'SHAUGHNESSY J, SCHWARTZBERG L, DANSO M A, et al. Phase Ⅲ study of iniparib plus gemcitabine and carboplatin versus gemcitabine and carboplatin in patients with metastatic triple-negative breast cancer [J] . Journal of Clinical Oncology, 2014, 32 (34) : 3840-3847.

[73] HU X C, ZHANG J, XU B H, et al. Cisplatin plus gemcitabine versus paclitaxel plus gemcitabine as first-line therapy for metastatic triple-negative breast cancer (CBCSG006) : a randomised, open-label, multicentre, phase 3 trial [J] . The Lancet Oncology, 2015, 16 (4) : 436-446.

[74] MORGAN G J, GREGORY W M, DAVIES F E, et al. The role of maintenance thalidomide therapy in multiple myeloma: MRC Myeloma IX results and meta-analysis [J] . Blood, 2012, 119 (1) : 7-15.

[75] 江泽飞, 李健斌. 2018年乳腺癌诊疗十大热点问题的思考 [J] . 中华外科杂志, 2018, 56 (2) : 95-100.

[76] TUTT A, ELLIS P, KILBURN L, et al. Abstract S3-01: The TNT trial: A randomized phase Ⅲ trial of carboplatin (C) compared with docetaxel (D) for patients with metastatic or recurrent locally advanced triple negative or "BRCA1/2" breast cancer (CRUK/07/012) [J] . Cancer Research, 2015, 75 (9 Supplement) : S3-01-S3-.

[77] SCHMID P, ADAMS S, RUGO H S, et al. Atezolizumab and nab-paclitaxel in advanced triple-negative breast cancer [J] . The New England journal of medicine, 2018, 379 (22) : 2108-2121.

[78] SCHMID P, RUGO H S, ADAMS S, et al. Atezolizumab plus nab-paclitaxel as first-line treatment for unresectable, locally advanced or metastatic triple-negative breast cancer (IMpassion130) : updated

efficacy results from a randomised, double-blind, placebo-controlled, phase 3 trial [J]. The Lancet Oncology, 2019, 21(1):44-59.

[79] ROBSON M, RUDDY K J, IM S A, et al. Patient-reported outcomes in patients with a germline BRCA mutation and HER2-negative metastatic breast cancer receiving olaparib versus chemotherapy in the OlympiAD trial [J]. European journal of cancer, 2019, 120 : 20-30.

[80] YUAN P, HU X, SUN T, et al. Eribulin mesilate versus vinorelbine in women with locally recurrent or metastatic breast cancer: A randomised clinical trial [J]. European journal of cancer, 2019, 112 : 57-65.

[81] ZHANG P, SUN T, ZHANG Q, et al. Utidelone plus capecitabine versus capecitabine alone for heavily pretreated metastatic breast cancer refractory to anthracyclines and taxanes: a multicentre, open-label, superiority, phase 3, randomised controlled trial [J]. The Lancet Oncology, 2017, 18 (3) : 371-383.

[82] NABHOLTZ J M, BUZDAR A, POLLAK M, et al. Anastrozole is superior to tamoxifen as first-line therapy for advanced breast cancer in postmenopausal women: results of a North American multicenter randomized trial. Arimidex Study Group [J]. Journal of Clinical Oncology, 2000, 18 (22) : 3758-3767.

[83] ROBERTSON J F R, BONDARENKO I M, TRISHKINA E, et al. Fulvestrant 500 mg versus anastrozole 1 mg for hormone receptor-positive advanced breast cancer (FALCON) : an interna-

tional, randomised, double-blind, phase 3 trial [J]. Lancet, 2016, 388 (10063): 2997-3005.

[84] FINN R S, CROWN J P, LANG I, et al. The cyclin-dependent kinase 4/6 inhibitor palbociclib in combination with letrozole versus letrozole alone as first-line treatment of oestrogen receptor-positive, HER2-negative, advanced breast cancer (PALOMA-1/TRIO-18): a randomised phase 2 study [J]. The Lancet Oncology, 2015, 16 (1): 25-35.

[85] FINN R S, MARTIN M, RUGO H S, et al. Palbociclib and letrozole in advanced breast cancer [J]. The New England journal of medicine, 2016, 375 (20): 1925-1936.

[86] HORTOBAGYI G N, STEMMER S M, BURRIS H A, et al. Updated results from MONA-LEESA-2, a phase III trial of first-line ribociclib plus letrozole versus placebo plus letrozole in hormone receptor-positive, HER2-negative advanced breast cancer [J]. Annals of Oncology, 2018, 29 (7): 1541-1547.

[87] DI LEO A, JERUSALEM G, PETRUZELKA L, et al. Final overall survival: fulvestrant 500 mg vs 250 mg in the randomized CONFIRM trial [J]. Journal of the National Cancer Institute, 2014, 106 (1): djt337.

[88] ZHANG Q, SHAO Z, SHEN K, et al. Fulvestrant 500 mg vs 250 mg in postmenopausal women with estrogen receptor-positive advanced breast cancer: a randomized, double-blind registrational trial in China [J]. Oncotarget, 2016, 7 (35): 57301-57309.

[89] ELLIS M J, LLOMBART-CUSSAC A, FELTL D, et al. Fulvestrant 500 mg versus anastrozole 1

mg for the first-line treatment of advanced breast cancer: overall survival analysis from the phase II FIRST study [J]. Journal of Clinical Oncology, 2015, 33 (32) : 3781-3787.

[90] CRISTOFANILLI M, TURNER N C, BONDARENKO I, et al. Fulvestrant plus palbociclib versus fulvestrant plus placebo for treatment of hormone-receptor-positive, HER2-negative metastatic breast cancer that progressed on previous endocrine therapy (PALOMA-3) : final analysis of the multicentre, double-blind, phase 3 randomised controlled trial [J]. The Lancet Oncology, 2016, 17 (4) : 425-439.

[91] TURNER N C, SLAMON D J, RO J, et al. Overall survival with palbociclib and fulvestrant in advanced breast cancer [J]. The New England journal of medicine, 2018, 379 (20) : 1926-1936.

[92] SLEDGE G W J, TOI M, NEVEN P, et al. MONARCH 2: abemaciclib in combination with fulvestrant in women with HR+/HER2-advanced breast cancer who had progressed while receiving endocrine therapy [J]. Journal of Clinical Oncology, 2017, 35 (25) : 2875-2884.

[93] JIANG Z, LI W, HU X, et al. Tucidinostat plus exemestane for postmenopausal patients with advanced, hormone receptor-positive breast cancer (ACE) : a randomised, double-blind, placebo-controlled, phase 3 trial [J]. The Lancet Oncology, 2019, 20 (6) : 806-815.

[94] YARDLEY D A, NOGUCHI S, PRITCHARD K I, et al. Everolimus plus exemestane in postmenopausal patients with HR+breast cancer: BOLERO-2 final progression-free survival analysis [J]. Advances in therapy, 2013, 30 (10) : 870-884.

参考文献

[95]   MIRELS H. Metastatic disease in long bones: A proposed scoring system for diagnosing impending pathologic fractures. 1989 [J] . Clinical orthopaedics and related research, 2003, 415 Suppl : S4-13.

[96]   National Comprehensive Cancer Network. NCCN Clinical Practice Guidelines in oncology : Antiemesis. https://www. nccn. org/store/Profile/Profile. aspx?requiredid=1#antiemesis. Accessed 1 April 2020.

[97]   HERRSTEDT J, ROILA F, WARR D, et al. 2016 updated MASCC/ESMO consensus recommenda-tions: prevention of nausea and vomiting following high emetic risk chemotherapy [J] . Supportive Care in Cancer, 2017, 25 (1) : 277-288.

[98]   National Comprehensive Cancer Network. NCCN Clinical Practice Guidelines in oncology : Myeloid growth factors. https://www. nccn. org/store/Profile/Profile. aspx?requiredid=1# myeloid growth factors. Accessed 1 April 2020.

[99]   马军 , 秦叔逵 , 沈志祥 . 蒽环类药物心脏毒性防治指南 (2013 年版) [J] . 临床肿瘤学杂志 , 2013, 18 (10) : 925-934.

[100]   徐兵河 , 张频 . 应用芳香化酶抑制剂的绝经后乳腺癌患者骨丢失和骨质疏松的预防诊断和处理共识 [J] . 中华肿瘤杂志 , 2013, 11 (35) : 876-879.

[101]   中华医学会妇产科学分会绝经学组 . 绝经期管理与激素补充治疗临床应用指南 (2012 版) [J] . 中华妇产科杂志 , 2013, 10 (48) : 795-799.

[102]   XU F, SEPULVEDA M J, JIANG Z, et al. Artificial intelligence treatment decision support for complex

breast cancer among oncologists with varying expertise [J] . JCO Clin Cancer Inform, 2019, 3 (5) : 1-15.

[103]　李健斌 , 江泽飞 . 中国临床肿瘤学会人工智能决策系统 (CSCO AI) 的建立与应用 [J] . 中华医学杂志 , 2020, 100 (6) : 411-415.

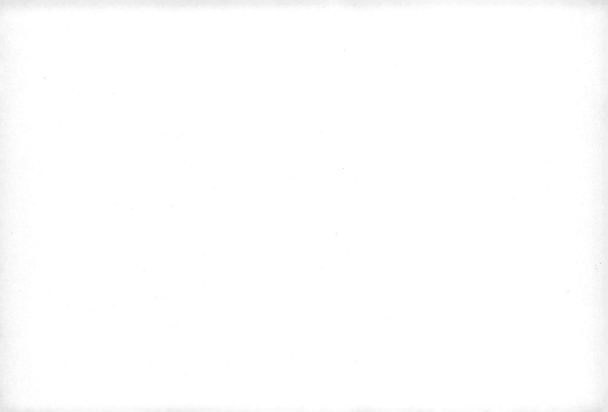